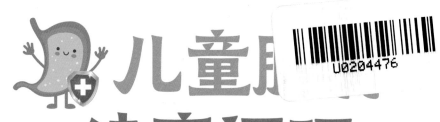

# 儿童肠胃
# 健康调理
## 保健书

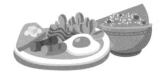

**罗云涛** / 主编

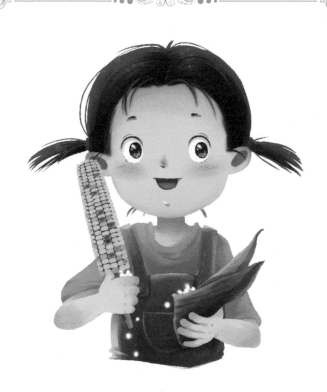

吉林科学技术出版社

**图书在版编目（CIP）数据**

儿童脾胃健康调理保健书 / 罗云涛主编 . -- 长春 ：吉林科学技术出版社，2025. 1. -- ISBN 978-7-5744 -1592-8

Ⅰ . R256.3

中国国家版本馆 CIP 数据核字第 2024R3S654 号

# 儿童脾胃健康调理保健书
ERTONG PIWEI JIANKANG TIAOLI BAOJIAN SHU

主　　编　罗云涛
出 版 人　宛　霞
责任编辑　张　楠　郭　廓
封面设计　深圳市弘艺文化运营有限公司
制　　版　深圳市弘艺文化运营有限公司
幅面尺寸　170 mm × 240 mm
开　　本　16
字　　数　210千字
印　　张　14
页　　数　224
印　　数　1～5 000册
版　　次　2025年1月第1版
印　　次　2025年1月第1次印刷

出　　版　吉林科学技术出版社
发　　行　吉林科学技术出版社
地　　址　长春市净月区福祉大路5788号出版大厦A座
邮　　编　130118
储运部电话　0431-86059116
编辑部电话　0431-81629520
印　　刷　长春百花彩印有限公司

书　　号　ISBN 978-7-5744-1592-8
定　　价　49.90元

每一位家长都希望自己的孩子能够健康快乐地成长，为了孩子，他们从不吝啬购买各类营养品和补给，在饮食上也是想尽办法为孩子补充各种营养。但是，为什么生活条件越来越好了，孩子也不缺营养了，去儿科门诊看病的孩子反而越来越多了呢？

其实，细心的家长会发现，孩子去医院大多是因为感冒、咳嗽、积食、腹泻、便秘等，又或者挑食、厌食、不长个头儿、营养不良、肥胖等。这些问题，从中医角度来讲，与脾胃的消化吸收有很大关系。中医认为，脾胃为后天之本、气血生化之源。其中，胃主受纳，脾主运化。我们吃进去的食物，由胃接受和容纳，暂存于其中，经过初步的消化，形成食糜；脾主要是对食物进行精加工，把胃受纳的这些营养物质进一步吸收、转化，将食物里面的精华输送到其他器官，为身体的生长发育输送必需的营养物质。脾和胃共同完成食物的消化吸收及精微物质的输送，从而滋养全身。因此，孩子生长发育好不好、抗病能力强不强、能不能长高等，都和脾胃功能密切相关。

按中医的说法，小孩"脏腑娇嫩，脾常不足"，又因生长发育需要摄取很多营养，使得脾胃工作起来有些力不从心。明代医书《幼科发挥》中提道："小儿脾常不足，尤当调理，调理之法，不专在医，节饮食，慎医药，使脾胃无伤，则根本固矣。"意思是说，孩子的脾胃比较虚弱，应该着重调理，但调理的过程不能完全依赖药品，应该调节孩子的饮食，谨慎用药，使脾胃不受损害，这样才能使脾胃功能变得健旺。

正因为现在我们的物质生活条件越来越好，有些家长又对孩子过度宠爱，孩子经常吃撑，或吃太多肥甘厚腻的食物，或营养补充过剩，或吃太多垃圾食物，从而养成了不健康的饮食习惯，无形之中损害了脾胃，导致孩子爱感冒、咳嗽、便秘、积食……由此可见，只要呵护好孩子的脾胃，就掌握了让孩子少生病的秘诀。

家长是孩子最好的家庭医生，因此家长在掌握育儿知识的同时，也要学习一些中医知识，了解孩子的生理、病理特点，这样才能更好地呵护孩子的健康。本书结合中医理论知识和中医育儿理念，从各个方面解读如何养护好孩子的脾胃，介绍了孩子常见脾胃病的护理知识，涵盖了饮食调理、特效穴位推拿、居家护理等。希望各位家长通过阅读本书，在家就能自诊自查，有针对性地呵护好孩子的脾胃，让孩子少生病，让全家人更省心。

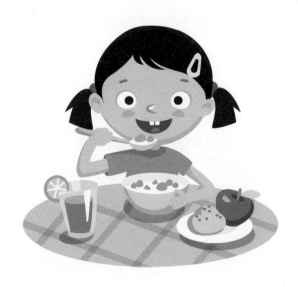

# 目录

## 第2章 好习惯和好心情养出好脾胃

## 第3章 22种帮助孩子健脾胃的食物

## 第 4 章　中医推拿，在家轻松帮助孩子调脾胃

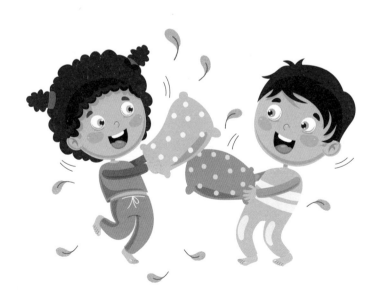

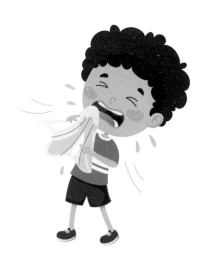

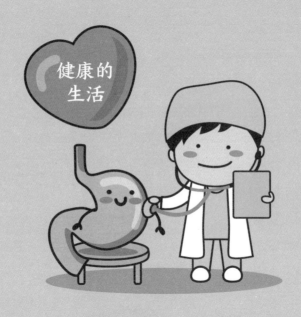

# 第1章

## 脾胃健旺 ●————→
## 是孩子健康的根本

　　脾胃同为气血生化之源、后天之本，在食物的受纳、消化及水谷精微的吸收、转输等生理过程中起主要作用，人体的脏腑百骸皆离不开脾胃的濡养。因此，只有脾胃健旺，食物才能被消化吸收好，孩子才能发育好，长得更高更壮。

# 脾胃为后天之本、身体**能量的源泉**

中医认为，五脏六腑中，脾为脏，胃为腑，脾与胃一阴一阳、互为表里。脾主管食物在人体内的消化，为身体的生长发育输送必需的营养物质，所以脾为"仓廪之官"；胃能容纳和消化食物，并将食物向下推动到肠道中，我们吃进去的食物经过食管，进入胃中，由胃接受和容纳，并暂存于胃中，故胃为"气血之海"。众所周知，水谷精微是人体所需营养

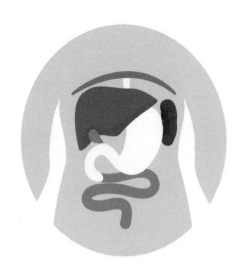

的主要来源，也是化生气血的主要物质基础，是生命的根本。而这些都要靠脾胃来完成，可以说，人的生命活动依赖于脾胃。

## 认识五脏之脾

脾位于腹腔上部，在左季肋的深部，附于胃的背侧左上方，膈膜下面，与胃以膜相连，形如犬舌，状如鸡冠，呈扁椭圆形，暗红色，质软而脆。脾分为内、外两面，上、下两缘，前、后两端。

脾主管食物在人体内的消化，为气血生化之源，人体的脏腑百骸皆依赖脾以濡养，故有"后天之本"之称。脾的主要功能体现在三个方面，即运化、生血统血和升清。

## ● 脾主运化

运，即转运输送；化，即消化吸收。脾主运化，指脾具有将水谷化为精微，并将精微物质转输至全身各脏腑组织的功能。脾的运化功能又包括运化水谷和运化水液两个方面。

**运化水谷**

水谷，即各种食物。脾运化水谷，是指脾对食物的消化吸收作用。脾运化水谷的过程可分为三个阶段：一是将胃初步腐熟消化的食物，经小肠的泌别清浊作用，通过脾的磨谷消食作用，化为水谷精微（又称水谷精气）；二是吸收水谷精微并将其转输至全身；三是将水谷精微上输至心肺而化为气血等重要的生命物质。总的来说，脾运化水谷，包括消化水谷、吸收转输精微并将精微转化为气血的过程。食物经过消化吸收后，其水谷精微又靠脾的转输和散精作用而上输至肺，经由肺注入心脉化为气血，再由经脉输送至全身，以营养脏腑、皮毛、筋肉等各个组织器官。

由于水谷是人体维持生命活动所必需营养物质的主要来源，也是生成气血的物质基础，而水谷的运化则由脾所主，所以说脾为后天之本、气血生化之源。脾的运化功能强健，称为"脾气健运"。只有脾气健运，消化吸收功能才能健全，才能为化生气血、津液等提供足够的养料，从而使全身脏腑组织得到充分的营养，以维持正常的生理活动；反之，若脾失健运，则消化吸收功能失常，就会出现腹胀、便溏、食欲不振、消瘦和气血不足等情况。

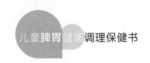

运化水湿又称运化水液，是指脾对水液的吸收和转输，具有调节人体水液代谢的作用，也就是脾配合肺、肾、膀胱等脏腑，调节和维持人体水液代谢平衡的过程。在人体水液代谢过程中，脾在运输水谷精微的同时，还把人体所需的水液（津液）通过心肺运送到全身各组织器官中去，以起到滋养濡润的作用，同时又把各组织器官利用后的水液及时地转输给肾，通过肾的气化作用形成尿液，输送至膀胱，排泄于体外，从而维持体内水液代谢的平衡。脾位于中焦，为人体气机升降的枢纽，故在人体水液代谢过程中起着重要的枢纽作用。因此，脾运化水湿的功能健旺，既能使体内各组织器官得到水液的充分濡润，又不会导致水湿过多而潴留；反之，如果脾运化水湿的功能失常，必然会导致水液在体内的停滞，从而产生水湿、痰饮等。这也就是脾虚生湿、脾为生痰之源的原因。

**运化水湿**

## ● 脾主生血统血

脾不仅能够生血，还能摄血，具有生血统血的双重功能。脾主生血，是指脾具有生血的功能；脾主统血，是指脾具有统摄血液、使之在经脉中运行而不溢于经脉之外的功能。

**脾主生血** ＞ 脾运化的水谷精微是生成血液的主要物质基础，精微经过气化作用生成血液。脾气健运，则气血生化之源充裕，则气血旺盛、血液充足；若脾失健运，导致气血生化之源匮乏，则血液亏虚。

> 脾能够统摄周身血液，使之正常运行而不致溢于经脉之外。脾统血的作用是通过气摄血的作用来实现的。脾为气血生化之源，气为血帅，血随气行。脾的运化功能健旺，则气血充盈，气能摄血，气旺则固摄作用强，体内的气血、津液也就不会缺失或溢于体外；反之，脾的运化功能减退，气血生化之源不足，则气血虚亏，气虚则统摄无权，血离脉道，从而导致出血。

脾主统血

### ● 脾主升清

升，指上升和输布；清，指精微物质。脾主升清是指脾具有将水谷精微等营养物质吸收并上输于心、肺、头、目，再通过心肺的作用化生气血，以营养全身的功能。

脏腑之间的升降相因、协调平衡是维持人体内脏位置相对恒定的重要因素。脾气之升还包括升举内脏，也就是说脾气上升能维持内脏位置的相对稳定，防止其下垂。

只有脾的升清功能正常，水谷精微等营养物质才能被正常吸收和输布至全身，气血才充盛。同时，脾气升发，又能使机体内脏不致下垂。如果脾气不能升清，则水谷不能运化，气血生化无源，可能会出现神疲乏力、眩晕、泄泻等症状。若脾气下陷（又称中气下陷），则可见久泻脱肛甚或内脏下垂等症状。

## 认识六腑之胃

胃位于腹腔上部，是腹腔中容纳食物的器官，上接食管，下通小肠。胃又称为胃脘，分上、中、下三部。上部称上脘，包括贲门；下部称下脘，包括幽门；上下部之间的部分被称为中脘。贲门上连食管，幽门下通小肠，是食物出入胃腑的通道。

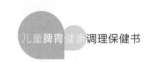

胃的外形屈曲，整个胃部呈囊状，这个囊的"皮"被称为胃壁。胃壁由内向外分为四层，分别是黏膜、黏膜下层、肌层和浆膜。

**黏膜** > 黏膜是胃与食物直接接触的部分，有很多皱襞。当胃内充满食物时，黏膜伸直，皱襞就会消失。

**黏膜下层** > 黏膜下层是一层比较疏松的结缔组织，内有丰富的血管、淋巴管及黏膜下神经丛。

**肌层** > 肌层有很厚的平滑肌，由内斜层肌、中环层肌和外纵层肌三层平滑肌组成。三层肌肉的方向不同，使胃能沿各个方向进行收缩运动（蠕动）。胃蠕动是节律性的，胃的这种蠕动不仅能使食物变得细碎，还能使食物和胃液搅拌得更均匀。

**浆膜** > 浆膜由疏松结缔组织和外表面的间皮构成，是覆盖胃表面的腹膜，十分光滑，当胃蠕动时，可以允许它在腹腔内自由滑动。

中医认为，胃的主要功能是受纳和腐熟水谷，为水谷精微之仓、气血之海。胃以通降为顺，与脾相表里，脾胃常合称为后天之本。

受纳，是接受和容纳的意思。食物，先经口腔，经过牙齿的咀嚼和舌头的搅拌，从食管进入胃中，由胃接受和容纳，暂存于胃中，故称胃为"太仓""水谷之海"。胃的"纳"，不仅仅是容纳，还有主动摄入的意思，亦称为"摄纳"。胃之所以能主动摄纳，主要是依赖于胃气的作用，胃气主通降，使食物下行，食下则胃空，胃空则能受纳食物，从而使人产生食欲。

腐熟，是指胃对食物进行初步消化，形成食糜的过程。胃接受水谷后，依靠腐熟作用将水谷变成食糜，使之达到更易于转运吸收的状态。食糜下至小肠后，在脾的运化作用下，精微物质被吸收，化生气血，为全身提供营养。因此，胃也被称为"气血之海"。

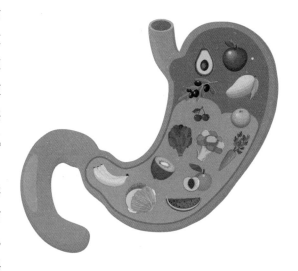

胃的受纳腐熟功能，虽然只是消化过程的开始，却非常重要。因为胃的受纳腐熟是小肠受盛化物和脾主运化的前提条件。而胃受纳腐熟水谷的功能，只有和脾的运化功能相配合，才能使水谷化为精微，以化生气血、津液，营养全身，从而维持机体的生命活动。故脾胃合称为"后天之本""气血生化之源"。

## 脾和胃相互依存、相互制约

中医认为，脾与胃同居中焦，以膜相连，足太阴经属脾络胃，足阳明经属胃络脾，两者构成互为表里的关系，相互影响、相互制约。脾、胃同为气血生化之源、后天之本，在食物的受纳、消化及水谷精微的吸收、转输等生理过程中起主要作用。脾主运化，胃主受纳，二者的关系具体体现在三个方面。

### ● 水谷纳运相得

胃主受纳、腐熟水谷，为脾主运化提供前提条件；脾主运化消化食物、转输精微，也为胃的继续摄食提供条件及能量。只有两者密切合作，才能维持食物的消化及水谷精微的吸收转输。

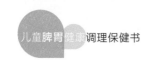

### ● 气机升降相因

脾、胃居中，脾气主升而胃气主降，二者相反而相成。脾气升则肾气、肝气皆升，胃气降则心气、肺气皆降，故脾和胃共为脏腑气机上下升降的枢纽。

在食物的消化吸收方面，脾气上升，将运化吸收的水谷精微和津液向上输布，自然有助于胃气之通降；胃气通降，将受纳之水谷，初步消化成的食糜及食物残渣通降下行，也有助于脾气的升运。脾胃之气升降相因，既保证了食物纳运的正常进行，又维护着内脏位置的相对恒定。

### ● 阴阳燥湿相济

脾为阴脏，以阳气温煦推动用事，脾阳健则能发挥其运化升清之功能，故脾性喜燥而恶湿；胃为阳腑，以阴气凉润通降用事，胃阴足则能发挥其受纳腐熟之功能，故胃性喜润而恶燥。脾易湿，得胃阳以制之，使脾不至于湿；胃易燥，得脾阴以制之，使胃不至于燥。脾、胃阴阳燥湿相济，是保证两者纳运、升降协调的必要条件。若脾湿太过，或胃燥阴伤，均可导致脾胃功能失常。

# 孩子爱生病，
# 大多跟**脾胃不好有关**

## 孩子常因感受外邪而生病

作为家长，大家应该深有体会，爱生病的
孩子经常得的病无外乎感冒、发热、咳嗽、肺
炎、积食、腹泻、便秘等。这些疾病往往都是
外感病，是指人体受到外部环境的变化而引起
的内在疾病。外感病有六大病因，即风邪、寒
邪、暑邪、湿邪、燥邪、火邪，也就是我们平
时所说的外邪。

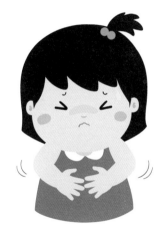

当人与自然和谐相处的时候，内外平衡，
自然不容易生病。但是，当气候变化异常，又或
者孩子自身体质娇弱，无法与外界环境相适应时，寒暑温度就会变成寒邪与暑
邪，微风也会变成流窜的风邪。这些外邪侵袭身体，就会导致疾病的发生。

外感病证的主要证候有邪在肺卫、湿邪困脾、肠道湿热、邪在少阳以及
肺热证、胆热证、胃热证、腑实证等。这些疾病往往具有季节性、发病急、
病程短的特点，导致人体出现畏寒、发热、鼻塞、流涕、咳嗽等症状。

## 孩子脾胃不好，则正气不足，爱生病

为什么有些孩子容易生病呢？从中医的角度来看，孩子经常生病，是正
气不足的表现。那么，什么是正气呢？

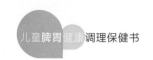

中医所说的正气，是指人体的机能活动与抗病、康复能力，类似于西医中的免疫力。正气具有活力很强、不断运动的特点，对人体生命活动起到推动、温煦、防御和固摄的作用，能推动人体的生长发育，温煦和激发脏腑、经络的组织器官的生理能力。人体中的正气主要有元气、宗气、营气、卫气等。

**元气** ＞ 元气是先天精气所化，发源于肾，是人体生化动力的根源。元气需要后天摄入的营养不断补充和培植，才能保持充足而不断发挥作用。

**宗气** ＞ 宗气是由肺吸入的自然界清气和脾胃消化吸收来的水谷精气结合而成的。宗气可以维持肺的功能活动，推动呼吸，还可以贯注于心脉之中，协助心气推动血液的运行。

**营气** ＞ 营气是血脉中具有营养作用的气，是由来自脾胃运化的水谷精气中的精粹部分和肺吸入的自然界清气相结合所化生的。营气行于经脉中，成为血液的重要组成部分，循脉上下，营运周身，发挥其营养作用。

**卫气** ＞ 卫气是由水谷精气和肺吸入的自然界清气所化生的。卫气有温养皮肤、肌肉、脏腑，调节汗孔开合的作用，发挥着保卫肌表、抵御外邪的防御机能。

以上四种气综合起来，就成为人体得以生存、抗御外邪侵犯的正气。因此，当外邪来袭时，如果孩子的体内有充足的正气，就有能力抵御外邪，即使生病了，也能够快速赶走外邪，病也会好得更快；如果孩子体内的正气不足，无法抵抗和驱除外邪，不仅很容易生病，有时还会出现病情缠绵不绝、反复难愈的情况，哪怕只是一个小小的感冒，也会拖拖拉拉两三个星期才好。因此，想要孩子少生病，关键要补足正气。

家长想正确地给孩子补正气，就要先知道正气从哪儿来。正气有一部分是先天的，还有一部分是后天形成的。有些孩子生下来体质就好，说明先天禀赋较好，这和父母的体质以及妈妈在孕期的饮食、作息、情绪等多方面因素有关。先天不足当然是无法改变的，但有一种后天化生正气的方法，那就是对孩子的后天之本——脾胃的正确养护。李东垣在《脾胃论·脾胃虚实传变论》中提到："元气之充足，皆由脾胃之气无所伤，而后能滋养元气。若胃气之本弱，饮食自倍，则肠胃之气既伤，而元气亦不能充，而诸病之所由生也。"由此可见，顾护好脾胃，对正气的化生非常重要。

## 脾胃健运则少生病

脾主升清，脾气上升，水谷精微等营养物质才能输送到全身发挥其营养功能，故脾以升为顺；胃主降浊，食物入胃，经胃的腐熟后必须下行进入小肠，才能进一步消化吸收，故胃以降为和。脾与胃居于中焦，是升降的枢纽，其升降影响着各脏腑的阴阳升降，因此只有脾胃健运，脏腑才能和顺协调。而脾和胃又互为表里，在功能上密切配合，食物只有在胃和脾的共同作用下，才能为化生精、气、血、津液提供足够原料，才能使脏腑、经络，以及筋肉、皮毛等组织得到充分的营养，因此脾和胃可谓是"最佳拍档"。

由此可见，只有脾胃的运化功能健旺，水谷精微才能化生气血；气血充盈，才能濡养五脏六腑；五脏六腑正常运作，才有足够的正气来抵抗疾病。孩子生长发育迅速，对水谷精微需求较多，但小儿脾胃薄弱，且饮食不知自节，稍有不慎就极易损伤脾胃，导致脾胃运化功能失调。如果长期饮食不当，脾胃便会受损，无法化生正气，而体内的正气不足，就会变得容易生病。因此，要想让孩子少生病，合理调养脾胃相当重要。

# 孩子**脾常不足**，
# 更容易受伤害

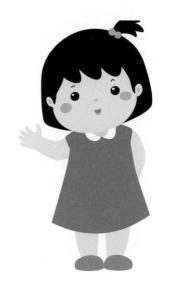

　　中医常讲孩子"脾常不足"，这里的"脾常不足"包括两层意思：一是孩子出生后，脾禀未充，胃气未动，运化力弱。也就是说孩子的脾胃尚未发育成熟，生理功能也不完善，脏腑娇嫩，脾胃的形和气都相对不足。二是孩子除了正常的生理活动，还要不断生长发育，需要脾胃提供更多的营养物质，因而对脾胃运化、输布水谷精微之气的要求更为迫切，相对薄弱的脾胃功能与快速增长的营养需求不相适应，故而脾常不足。

　　脾为后天之本、气血生化之源。脾若不好，吃到肚子里的食物便不能转化为气血输送到全身各处，各个脏器的功能就不能正常运转。明代医书《幼科发挥》中说："小儿脾常不足，尤当调理，调理之法，不专在医，唯调母乳。节饮食，慎医药，使脾胃无伤，则根本固矣。"意思是说，孩子的脾胃比较虚弱，家长应该着重调理，但调理的过程不能完全依赖药品，应该调节孩子的饮食，谨慎用药，使脾胃不受伤害，这样才能使脾胃强大。《幼科发挥》中还提道："胃者主受纳，脾者主运化，脾者壮实，四肢安宁，脾胃虚弱，百病蜂起，故调理脾胃者，医中之王道也。"而孩子饮食不知自节，加之脾胃功能还不完善，稍有不慎就会受到损伤。因此，家长一定要注意养护孩子的脾胃。

# 家长课堂

## 孩子的生理特点

在孩子生长发育的过程中，不同年龄段的孩子会表现出不同的生理特征。了解孩子的生理特点和病理特点，更有利于日常喂养和疾病预防。中医学将小儿的生理特点概括为两点：一是生机蓬勃，发育迅速；二是脏腑娇嫩，形气未充。

### 生机蓬勃，发育迅速

"生机蓬勃"是指孩子的生命力很旺盛；"发育迅速"是指孩子的生长和发育速度非常快。古人将人比喻为草木和太阳，孩童时期犹如初破土壤的草木、冉冉升起的初阳。这个时期，孩子无论是机体的形态结构方面，还是各种生理功能方面，都在不断地、迅速地向成熟和完善的方向发展，这种生机蓬勃、发育迅速的生理特点，在年龄越小的孩子身上表现得越突出。

### 脏腑娇嫩，形气未充

"脏腑娇嫩"中的"脏腑"是指五脏六腑，"娇"是指娇弱，"嫩"是指柔嫩；"形气未充"中的"形"是指形体结构，即四肢百骸、肌肤筋骨、精血津液等，"气"是指各种生理功能活动，如心气、肝气、肺气、脾气、肾气等，"充"是指充实旺盛。因此，"脏腑娇嫩，形气未充"是指孩子的五脏六腑还未发育成熟，生理功能也不完善。

孩子刚出生时，五脏六腑发育不成熟，需要先天的元气（主要以父母先天精气为根基）和后天的水谷精微之气充养，只有这样才能逐步生长发育。一般来说，女孩到14岁左右、男孩到16岁左右，才能基本发育成熟。因此，人在整个小儿时期都处于脏腑娇嫩、形气未充的状态。

# 脾胃虚弱
# 会对孩子产生哪些影响

## 脾胃虚弱导致孩子发育缓慢

作为家长，会时刻关注孩子的生长发育，一旦看到同龄的孩子高高壮壮、很聪明，但是自己家的孩子长得矮、面黄肌瘦的，学习又跟不上，就会很着急，不知道是什么原因，也不知道该怎么办。

有的家长可能不知道，脾胃虚弱对孩子有非常大的危害，主要的危害就是会导致孩子生长发育缓慢。因为脾胃主管营养分布，人体主要是依靠脾胃吸收食物的营养成分。如果脾胃虚弱、运化不良，营养就无法得到消化吸收，自然也就分布不足，使得孩子出现身体瘦弱、个头儿矮小等一系列发育缓慢的症状，各方面远远落后于同龄孩子。发育缓慢并不是单纯地指孩子比同龄人生长得慢一些，还包括体格、运动、语言以及智力等。

发育缓慢的孩子在体格、运动、语言方面都会比同龄孩子表现得差，具体表现为身高不足、体重轻、语言表达不流畅和逻辑思维不强等。这些问题不仅会导致孩子生理上的不足，还会给孩子的心理造成不同程度的伤害，容易使孩子产生自卑的心理，最终导致孤僻、懦弱等性格缺陷，影响身心健康。发育缓慢的孩子智力水平往往也落后于同龄孩子，一般滞后4～6个月，这势必会影响孩子的学习成绩。

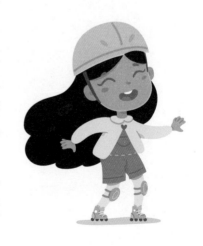

由此可见，发育缓慢会给孩子造成极大的不良影响，这也从侧面反映出脾胃的重要性。因此，当自己家的孩子出现脾胃虚弱所致的发育缓慢现象时，家长应积极为孩子调理脾胃，培养孩子良好的饮食习惯，从而让孩子远离那些潜在的生长危害，健康成长。

## 脾胃虚弱的孩子大多气血不足

中医学认为，血主要由营气和津液组成，营气和津液都来自摄入的食物，经脾胃消化吸收生成的水谷精微，故此说脾胃是气血生化之源。《黄帝内经》中说："中焦受气取汁，变化而赤，是谓血。"意思是说，血液为红色的液体，它的生成主要源于中焦脾胃的生化功能，其造血原料主要是食物中的精微物质，精气上奉于心，变化成红色，形成血液，由此可见中焦脾胃在血液形成中的重要性。如果一个人的脾胃虚弱，将会影响其血液的生成，从而导致血液缺失、气血不足。

由脾胃虚弱引起的气血不足，症状比较好辨别，通常表现在以下四个方面：

**面色苍白**　脾胃是气血的生化基础，气血不足会使面部皮肤血管收缩，血液供应不足，导致面色苍白，常见于唇色苍白、面色无华。此外，气血不足还可能引起其他皮肤问题，如皮肤干燥、粗糙等。

**食欲不振**　脾胃虚弱的孩子，平时食欲也不怎么好，不爱吃东西，或者爱吃重口味的食物，消化功能也较差，如果吃多了，还容易出现恶心、呕吐、腹泻等症状。

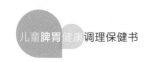

**注意力不集中**　气血不足的孩子，往往反应很慢，对周围的环境不重视，注意力无法集中，经常烦躁不安，可能伴随头晕眼花等症状。

**精神萎靡**　孩子气血不足，精神也会不足，经常会表现出一副无精打采的样子。平时不爱玩，而且经常感到身心疲倦，同时可以看出虚弱的样子，做什么事都提不起劲儿。

以上这些典型的症状就是孩子脾胃虚弱导致气血不足的表现。如果孩子长期气血不足，不仅会影响生长发育，还会导致其抗病能力下降，容易生病。因此，家长一定要重视。

## 脾胃虚弱的孩子易虚胖

脾胃虚弱不仅会导致孩子生长迟缓、个子瘦小，还容易导致孩子肥胖。而这种肥胖是脾胃虚弱使身体的代谢能力减弱，很多垃圾毒素都不能被及时代谢，水分废物淤积而导致的。很多家长可能还没有意识到，其实这也是孩子脾胃虚弱的一种表现。

人体脾胃虚弱，其运化水湿功能失调，体内就会积聚湿邪，造成新陈代谢停滞，产生虚胖、气喘、无力等症状。如今，脾胃虚弱导致的虚胖在很多孩子身上普遍存在。有调查显示，90%的肥胖孩子都有体虚的症状，而这个体虚，便来自脾胃功能的虚弱。特别是对于那些平时吃东西不多，但就是不停长肉的"小胖墩儿"们，家长要注意辨别是不是脾胃虚弱所致。

孩子脾胃虚弱的原因，一小部分是先天不足，一大部分则在于日常养护不当。先天不足无法改变，但后天的喂养一定要重视。有些家长认为给孩子吃得好，食物丰盛、营养全面，他就会吸收得好，但实际上可能恰恰相反。家长给孩子吃太多高营养的食物，但很多高营养食物可能是身体所不需要的，长此以往，会在孩子体内形成一种湿热的局面，形成机制后会导致孩子的脾胃失常，脾胃就无力运化了。脾积住了、堵住了，该排出体外的排不出，该代谢的代谢不掉，而胃里又不断增加食物，长此以往，最后形成肥胖。当孩子出现虚胖时，家长需要为孩子做好两个方面的工作，即健脾和利湿，这主要依靠日常饮食来调节，可以多给孩子吃碱性食物，多吃五谷杂粮，以促进湿邪外排。因为只有饮食合理，才能保护好脾胃，利水排湿，改善脾胃虚弱所导致的虚胖。

## 脾胃虚弱的孩子更爱生病

中医说"脾胃一伤，则五脏皆无生气"，意思是脾胃对五脏的影响很大，脾胃运化功能健旺，则气血充盈，可以濡养五脏。一旦脾胃出问题，不能益气生血，就可能导致人的心血失调，从而引发各种疾病。

如果孩子食欲差、睡觉容易盗汗、面黄肌瘦、经常生病，多是脾胃出现了问题。经常生病的孩子体质都较差，其主要原因也是脾胃功能较弱。脾胃虚弱的孩子，难以吸收充足的营养，会直接造成身体的抗病能力下降。而脾胃虚弱往往还会导致肺气虚，因为脾与肺关系密切，脾属土，肺属金，在五行中属母子关系，而脾与胃相表里，其功能相辅相成，故肺部的津气盛衰、功能强弱自然与脾胃功能的强弱密切相关。如果脾胃虚弱、运化失常，肺也会受到影响，肺气失和，无力抵抗外邪，人就容易患感冒和其他呼吸系统疾病。

另外，孩子多多少少会有挑食的习惯，有些孩子爱吃肉、不爱吃蔬菜，有些孩子喜欢喝寒凉的冷饮，这都会在无形中加大脾胃运化的负担，从而阻滞消化与吸收的气力，进一步降低抗病能力。

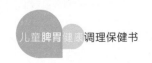

# 出现这些小信号，
# 孩子的**脾胃可能出了问题**

孩子的脾胃出问题，往往会在身体上表现出一些小信号，包括发色、唇色、肤色、性格、睡眠、日常排泄等。家长可以从这些细微处观察，根据这些小信号，初步判断孩子的脾胃状况，及早探知孩子的身体状况，并及时帮孩子进行调理。

## 面色萎黄

脾胃受损后，周身肤色会发黄，尤其是面部会黯淡、没有光泽。如果不及时进行调理和改善的话，面色就会逐渐变得"萎黄"。这是因为脾胃虚弱，不能把水谷精微很好地转化成气血和津液，不能给身体提供足够的营养。

## 头发稀少、发黄

脾脏统摄周身的血液，并主导全身的营养分布，一旦受损，周身气血便会不足，无法濡养全身，营养状况就会不良，头发生长也会受到不同程度的影响，主要表现为头发稀疏、颜色发黄、容易脱发等。特别是对于孩子来说，这种现象尤为明显。

## 地图舌

有些人的舌苔看起来一块一块的，中医很形象地将这种舌象命名为"地图舌"。地图舌的舌面可能会出现大小、形状不一的舌苔脱落区域，即没有舌苔的区域，这些舌苔的形状、大小随时都会变化，是根据身体状态的改变而改变的。

地图舌也叫花剥苔，是孩子常见的舌象之一，多见于有过敏性疾病的孩子。孩子出现地图舌时，一般还会伴随其他症状，如食量减少、倦怠、乏力、多梦、身高或体重不达标、便秘等。

中医学一贯重视舌体和舌苔的变化，素有"舌为脾胃之外候""苔为胃气之根"的说法。中医学认为，出现地图舌和脾胃有很大的关系。孩子饮食无节制或饮食不洁，又或者饮食过量，会损耗过多胃气腐熟水谷。脾胃过劳容易导致脾胃虚弱，脾胃之气开始衰弱，无力生发，孩子的舌苔就会脱落，从而形成地图舌。

## 鼻头、鼻翼发红，鼻根部有青筋

鼻头主脾，鼻翼主胃。用手摸摸鼻头会发现有一个小坑，以小坑为中心，周围就是反映脾脏生理功能、病理变化比较明显的区域。如果鼻头、鼻翼都发红，说明脾胃可能有热证。

鼻根部在双眼之间，是鼻子的起点。鼻子从低开始向高的部分，中医称之为山根。山根是阳明胃经的源头，左右目内眦的络脉在山根位置的相合之处，当山根出现青筋时，不论是先天还是后天，都会造成同样的结果——脾胃虚寒。脾土生肺金，脾虚肺亦虚，所以脾虚的孩子很容易感冒、咳嗽、腹痛、腹胀、消化能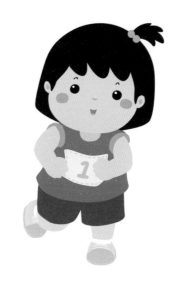
力差。山根上有青筋的孩子，多容易受惊吓，肝气郁结，脾气急躁。

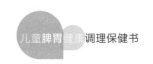

## 唇无血色，眼睛浮肿

如果孩子的嘴唇干燥、脱皮、无血色，说明脾胃不好。一旦孩子脾胃虚弱，生化无源，气血虚弱，口唇就会泛白。另外，口气是否清新是脾胃健康与否的直观信号。对于口气难闻的人来说，调理胃中火气是关键。

早上起床的时候，如果孩子的眼睛总是肿的，有时甚至还有很明显的眼袋，这很可能是脾胃虚弱的表现。脾主运化，负责运化吸收水谷精微，脾胃功能的强弱会直接影响到肌肉功能和体内脂肪的代谢。脾胃运化无力，水湿运化不畅，水谷精微无法上升，便会使眼睑部的肌肉缺乏营养，变得松弛，眼睛周围就会浮肿，甚至出现眼袋。

## 便秘或腹泻

孩子便秘可能是由于脾胃虚弱引起的。由于孩子的消化系统发育不太成熟，很容易因为饮食不当而对消化功能造成影响，致使脾胃失调，导致气血生化不足以及肠胃推动无力，当肠胃蠕动速度减慢时，就可能会引起便秘。

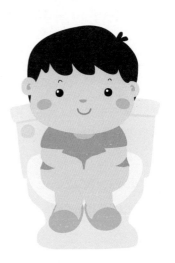

孩子经常腹泻也是脾虚的表现。中医讲脾虚则运化无力，食物得不到消化吸收，食积内停，郁久化热，就会出现大便溏薄。大便不成形，多半为脾胃虚寒所致。

## 经常流口水

《黄帝内经》认为，"五脏化为液，脾为涎、肾为唾、肝为泪、心为汗、肺为涕"。意思是说，经常流涎要看看脾是否有问题，唾液不正常了就要找肾的问题，泪液异常就要找肝的问题，出汗不正常了就要看心脏是否有问题，经常流鼻涕就要看看肺的健康程度。因此，只有脾气充足，涎液才能正常传输，帮助我们吞咽和消化；一旦脾气受损，则口涎流于外。

孩子经常流口水，与脾脏运化无力有关。在脾虚的情况下，脾的固摄功能失调，口水不能正常传输，就会发生流口水的现象。如果孩子的口水为透明、没有明显的味道，且伴有嘴唇苍白、舌质微红、苔白等症状，多是因为脾胃虚寒，我们就要"温中健脾"；而如果口水多黏稠，并且有明显的异味，或者小便颜色发黄、大便干燥，这大多是由脾胃湿热引起的，中医经常通过"清热利湿"来治疗。

## 爱出虚汗

虚汗是指因为体虚而出的大汗，可分为两种，即自汗和盗汗。自汗多指在日常清醒、平静状态下，大量出汗；盗汗多指在晚上熟睡时，尤其是后半夜大量出汗。如果孩子经常出虚汗，多是因为体质过于虚弱，气虚比较明显，以至于身体不能控制好毛孔的开合，无法固摄水液，水液也就变成大汗、暴汗排出体外了，也就是中医所说的"体虚不摄汗"。这类孩子往往脾胃也是虚弱的。

## 睡卧不安，脾气不好

胃不和则卧不安，这是中医诊断脾胃是否出现问题的标准之一。如果脾胃虚弱，就会导致食物积滞于胃，酿生湿热，阻塞中焦，湿热上扰心神，胃气失和，进而气机升降不利，阴阳失交，最终影响睡眠。如果孩子脾胃出现问题，睡眠质量也会下降，出现入睡困难、易惊醒、多梦、精神状态不佳等问题。脾胃运化失常，还容易导致健忘、心慌、反应迟钝等症状，影响孩子的身心健康。

中医理论认为，阴虚多生内热，体内有虚火，人就会烦躁易怒、爱生气。脾胃阴虚型的孩子，脾脏存储的阴液不足，脾胃的湿润度不够，就会降低脾胃的运化能力。脾胃功能紊乱，加上气血不足，很容易经常性上火、烦躁。因此，脾胃不好不只会影响生理功能，还会影响心情，孩子会出现烦躁不安、心情差、动不动爱发小脾气等一系列上火的现象。

## 过瘦或过胖

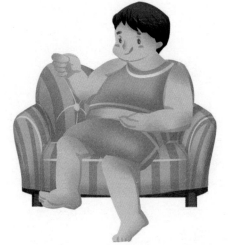

很多家长可能会有疑问：为什么脾胃虚弱既会导致消瘦，又会导致肥胖呢？确实如此，过瘦或过胖都是不正常的。孩子的脾胃功能一旦受损，吃进去的食物不能很好地被消化吸收，营养跟不上，孩子便会过于消瘦。这种孩子一般脸色萎黄，睡眠质量不好，身体素质也比较差。

那为什么脾胃虚弱还会导致肥胖呢？一方面，有些孩子吃得多，但脾胃虚弱，吃进去的食物不能及时得到消化，就会变得虚胖；另一方面，虚弱的脾胃易导致肌肉松弛、没有弹性，或肌肉少而肥肉多，使孩子形成虚胖型身材。

## 帮孩子做好脾胃功能自查

前面讲到了孩子脾胃虚弱时身体所表现出的小信号，家长如果发现自家孩子出现这些征兆，不妨对照下面的内容进行自查，帮助孩子确认是否脾胃虚弱，并及早进行干预。

**看面色**

中医理论认为，人体内发生的任何病变都会反映到体表，而面色就是其一。

脾胃健康的孩子，面色红润有光泽，皮肤富有弹性，活泼好动；脾胃虚弱的孩子，面色偏黄或暗黄，没有光泽，同时伴有精神萎靡、易疲倦、嗜睡、说话声音小或不想说话等症状。

**看口唇**

《黄帝内经》中说："口唇者，脾之官也。"脾开窍于口，如果口唇有异常，很有可能是脾胃出现问题的征兆。

脾胃功能正常的孩子，往往嘴唇红润有光泽，干湿度适中；脾胃功能异常的孩子，往往嘴唇发白，没有血色，显得非常干燥，甚至会脱皮、裂口。

**看舌苔**

舌苔是中医判断人体正气虚衰、阴阳虚实、并用于疾病诊断的重要器官。中医学认为舌苔由胃气所生，而五脏六腑皆禀气于胃，所以脾胃阴阳的盛衰、气血的调和均可直接反映在舌苔的变化中。

脾胃功能正常的孩子，舌头上有一层淡淡的薄白苔，颗粒均匀，而且是湿润的，不燥不滑。脾胃功能异常的孩子，舌上无苔，说明脾胃失调；舌苔发黄，说明脾胃有热；舌苔呈现灰黑色，说明孩子体内有痰湿或湿热；舌苔溃烂，说明脾胃热盛。

**看鼻子**

中医学认为鼻头和鼻翼两侧属于脾胃的反映区，当孩子的脾胃出现问题时，鼻子也会发生相应的变化。

脾胃功能正常的孩子，鼻色应该是隐隐的红黄

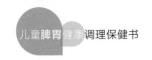
色，给人一种明润含蓄的感觉，没有红肿、疮疖。如果鼻头发黄，说明孩子的脾胃虚弱；鼻头发白，且伴有腹痛，多是由脾胃虚寒所致；鼻翼发红，说明孩子多有胃热；鼻梁上有青筋的孩子大都脾胃虚弱。

**看头发**

头发的生长与脾胃功能密切相关。若脾胃虚弱，气血生化不正常，头发失去了营养，就很容易导致头发生长缓慢、发质干枯、脱发、白发等。脾胃健康的孩子，头发黑亮、稠密，发丝比较粗，且光滑柔顺。排除遗传方面的因素，如果孩子的头发发黄，发质较细、稀疏，而且一缕一缕的，容易自行断裂，也是脾胃不好的表现。

**看双手**

脾主四肢、肌肉，为气血生化之源。因此，孩子的双手也是反映脾胃健康状况的"晴雨表"。脾胃功能正常的孩子，双手的温度应略高于脸部和身上的温度，如果手温出现异常，则预示着脾胃可能出现了问题。双手无论什么季节都是冰凉冰凉的，说明孩子的消化吸收能力差，容易消化不良；孩子的手爱出汗，总感觉湿湿的，多是脾胃虚弱造成的。

**看大便**

中医学认为，人的大便是否正常与脾胃密切相关，所以观察孩子的大便情况也能判断其脾胃功能正常与否。脾胃功能正常的孩子，大便呈黄褐色，圆柱形，软硬适中，排便顺畅且较规律，排便次数为每日1～3次，或每2～3日1次。如果孩子的大便清浠，且伴有不消化的食物残渣，说明脾胃阳虚；大便不成形，形似塘泥，伴有腹胀、疲倦乏力、不爱说话等症状，说明脾胃虚弱。

# 导致孩子**脾胃虚弱的主要原因**

对于正处于生长发育阶段的孩子来说，脾胃还未发育成熟，本就比较虚弱，如果后天再照顾不周，脾胃就很容易变得更虚弱。预防大于治疗，若想防患于未然，了解孩子脾胃虚弱的原因是关键。那么，导致孩子脾胃虚弱的原因有哪些呢？

孩子脾胃虚弱，总体来说受两大因素的影响：一是先天性因素，即父母双方或其中一方是脾虚体质，或身体比较弱，因而先天就决定了孩子脾胃虚弱；二是后天性因素，主要与平时的喂养习惯相关，具体来说有以下几个方面。

## 进食过多，营养太丰富

前面提到过，孩子脏腑娇嫩、形气未充，脾胃比较虚弱，又不知道控制饮食，如果家长没有掌握好孩子的进食量，平时给孩子吃得太多，或经常进补，就会给脾胃造成不同程度的损伤，引起伤食证，出现胃胀、胃痛、恶心、呕吐等症状。

对于刚刚添加辅食的婴幼儿来说，消化吸收功能尚不完善，容易发生消化紊乱，如果辅食添加不当，例如，摄入过多营养、调料添加太多，或肠胃无法适应添加的辅食种类和食物质地等，都会进一步加重脾胃虚弱。而对于稍微大一些的孩子来说，他们本身就缺乏控制力，特别是当孩子遇到自己喜

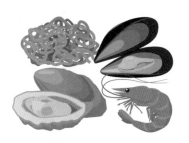
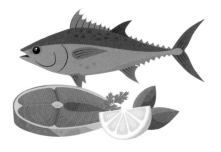

欢吃的东西时，就会不自觉地多吃，时间一长，就会打乱胃肠道消化吸收的正常节律，加重脾胃负担。因此在日常生活中，家长要做好监督工作，根据孩子的消化吸收情况，决定一日三餐和零食的摄取量，尽量不给脾胃造成过多的负担。

在饮食方面，还有一种情况会伤害孩子的脾胃，那就是吃得太丰富，或经常进补。很多家长认为，大鱼大肉等所含营养多，应该天天让孩子吃。但这些食物往往难以消化，如果吃得过多，也会加重肠胃的消化负担，导致脾胃虚弱。日常的膳食应尽量做到荤素搭配、营养均衡，在满足孩子营养需求的同时，保证孩子消化好、吸收好。

## 偏食寒凉生冷食物

每到暑假，儿童医院里总是挤满了肠胃不适的小患者，这大多是寒凉生冷食物惹的祸。孩子处在生长发育的旺盛阶段，各脏器发育还不完全，脾胃比较娇嫩，又因夏天天气炎热，小朋友们经常吃西瓜、冰棍等来解渴。过多食用寒凉生冷食物让本来温暖的肠胃内部受到寒冷刺激，打破了肠胃原先的蠕动节奏，导致孩子消化功能紊乱，吸收营养能力下降，还会造成脾胃虚弱、寒凝气滞，甚至出现厌食、乏力、记忆力减退、发育迟缓等现象。

中医学认为脾喜温畏寒，也就是说，脾喜欢温暖而怕寒凉侵扰。这个寒凉不只是说食物的温度，还包括它的属性，如寒性水果（西瓜、梨、香蕉、哈密瓜等）。孩子的脾胃本就比较虚弱，如果经常吃生冷食物，就会使脾胃无法承受，影响其正常的消化和吸收功能，久而久之，就会造成脾胃不同程度的虚弱。尤其是在盛夏时节，天气酷热难耐，很多孩子喜欢吃冰激凌、喝冷饮来降温，

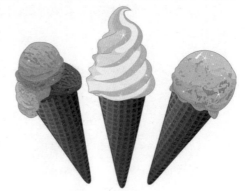

由于它们美味可口，一不小心就会吃多。而且这些食物一般会含有很多食品添加剂，摄入过多只会加重脾胃的负担。很多家长会觉得："夏天嘛，本来胃口就不好，孩子吃饭不多也很正常嘛。"实际上，夏季天气炎热，暑热属于"火邪"，本来就会伤脾胃，寒凉生冷食物吃多了，更会伤及脾胃，造成脾胃虚寒，导致孩子食欲不振。因此，家长应在日常生活中注意节制，监督孩子少吃寒凉生冷食物，建议让孩子吃温性食物，同时家长也要做好榜样，和孩子一起做好脾胃的日常护理工作。

## 偏爱肥甘厚味

肥甘厚味即中医学所说的膏粱厚味，指非常油腻、甜腻的精细食物或者味道浓厚的食物。这类食物多盐、多糖、多味精，容易影响孩子的食欲，引起孩子肥胖，而且还不易消化，会增加孩子脾胃的负担，常吃容易引起积食，影响孩子的生长发育。另外，肥甘厚味的食物进入人体后，在脾胃的运化过程中会产生湿气，而脾喜燥恶湿，如果过量食用，就会减弱其消化功能，造成消化不良及肠胃功能紊乱，从而影响对营养的正常吸收。

## 体内湿气重

脾胃一运一纳、一升一降，共同完成食物的消化吸收过程。中医学认为，人的脾具有"土"的特性，土很容易吸水，因此脾喜燥恶湿。如果孩子体内的湿气过重，湿邪就容易困住脾胃，导致脾气不升、胃气难降，也就无法正常发挥其消化吸收功能，影响营养的吸收。

如果孩子体内湿气重，可以从饮食方面进行调理，多吃健脾、祛湿、消食的食物，如山药、红小豆、薏米、白扁豆等，这些食材都有很好的祛湿作用。同时避免熬夜，尽量控制体重，适量增加运动，这样有助于改善孩子体内湿气重的情况。

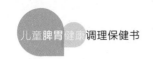

## 压力大，情绪差

脾主运化，胃主受纳，看似脾胃只和我们吃东西有关系，其实不然，脾胃的健康与否还和情绪的好坏有着非常密切的联系。《黄帝内经》中言："脾在志为思，过思则伤脾。"当我们情绪不好，常常忧思或伤心的时候，整个人的身心处于比较大的压力之下，此时身体就会自动地把能量集中到脑部和肌肉中去，以缓解压力，原本属于脾胃的能量就会减少，因此消化食物的功能就会受到影响，从而使食欲大大下降，久而久之还会导致脾胃运化功能失常，影响孩子的生长发育和身体健康。因此，情绪不好或者压力大，都会影响到脾胃消化。此外，压力过大还会耗损心的精血，也会间接造成脾胃的亏虚。

现如今，孩子的学习任务都比较繁重，竞争比较激烈，压力很大，除了在学校读书，还要上各种各样的培训班，长期处于紧张的学习状态。这也会在无形中影响孩子的脾胃功能。

做任何事情都要张弛有度，作为家长，应做好监督者和管理者，协助孩子管理好自己的时间和日常生活，做到劳逸结合、张弛有度，放松紧张的身心。家长平时要注意控制好自己的情绪，不乱对孩子发脾气，不给孩子施加过多的压力，更不要在孩子吃饭时批评和训斥他，让孩子始终保持心情愉快、精神稳定，这样才有助于孩子对食物的消化和吸收，才有利于孩子的身心健康，对养护孩子的脾胃也有一定的帮助。

## 滥用抗生素

在孩子的生长发育过程中，感冒、发热、咳嗽是非常常见的。很多家长看到孩子生病就会很忧心，孩子一旦有轻微咳嗽，或有点低热，就赶紧给他服用抗生素，想让病情不再加重。滥用抗生素的问题家长一定要重视。抗生素的作用是消灭致病细菌，除去致病之源。细菌侵袭人体的时候，身体自然会以正气驱邪，但使用抗生素杀灭细菌的同时，也会损伤身体内的正气，这是抗生素的缺点。有很多孩子明明只是上呼吸道感染，只要对症服用一些中成药、食疗方，配合日常调理，注意休息，很快就能好。如果用了抗生素，反而会损伤脾胃和肠道，使孩子出现胃口差、精神萎靡、肠道菌群紊乱等情况。如果频繁服用这些药物，还会导致孩子自身的抗病能力下降，越来越爱生病，身体也可能对药品产生耐受性。

当然，也不是说抗生素不能用，必要的时候还是要使用，不能因忌惮副作用而耽误孩子的病情。但如果涉及这些用药，需要由专业医生开方，遵循医嘱，不能随意使用，也不能擅自增减药量。

## 运动不足

中医学认为脾主肌肉四肢，是人体能量的储备和利用中心，只有适度地运动，脾阳才会升清运化。如果孩子平时运动少，身体的肌肉得不到锻炼，那么脾的运化功能也会逐渐减弱，久而久之就会伤害身体的元气，使身体的抗病能力下降。经常坐着不运动，也不利于肠胃蠕动，会导致食物积聚于肠胃，不利于食物的消化吸收，进而导致脾胃虚弱。

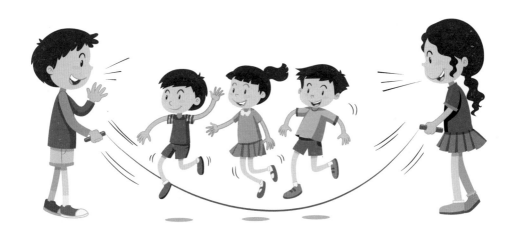

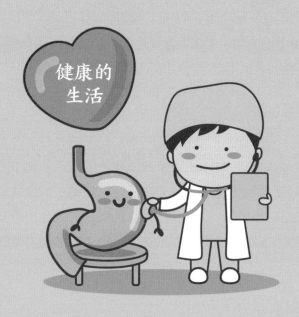

健康的
生活

# 第 2 章

# 好习惯和 ●————→
# 好心情养出好脾胃

　　我们都知道，脾胃的健旺与否和饮食习惯息息相关，不良的饮食习惯对脾胃的伤害很大。其实除了良好的饮食习惯，养成好的生活习惯、保持好心情对养护脾胃也很重要。作为家长，帮助孩子养成良好的饮食和生活习惯，为孩子营造一个和谐美好的居家生活环境，有利于孩子养好脾胃，打造健康体魄。

# 好的饮食习惯调脾胃

孩子的脾胃还未发育完全，本来就比较虚弱，中医学讲究以饮食养脾胃，因此，合理适当的饮食可以帮助调理脾胃。如果日常不注意饮食调理，孩子的脾胃很可能不知不觉就变得更加虚弱了。

## 按需喂养，不过饱

养成正确喂养的好习惯，是把孩子脾胃养护好的基础，也是关键。很多家长平时可能会忽略这一点。

有些家长特别重视孩子的饮食，按照育儿专家或营养专家的食谱定时定量，每天给孩子吃三餐、四餐，甚至更多，还会时不时煲汤给孩子喝。其实这种做法并不科学。天天这样吃，就会造成孩子吃多而不自知，如果家长再不懂根据孩子的脾胃消化情况灵活调整餐食，就很容易伤了孩子的脾胃。而且孩子的自控能力较差，遇到喜欢吃的东西，就会不自觉地狂吃，哪怕吃到肚子不舒服了也还要吃。等到孩子主动不吃、厌食时，往往已经积食一段时间了。

正确的喂养方式应该是按需喂养，即平时仔细观察孩子的消化状况，发现孩子有吃多、吃撑、积食的征兆时，及时调整之后几天的饮食，可以多菜少肉，减少摄入量，零食可以暂时先"忌口"。根据孩子的消化情况灵活调整饮食，只有这样才能真正做到正确喂养、科学喂养。

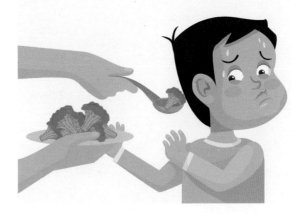

## 荤素搭配，营养均衡

日常饮食要搭配合理，否则很容易导致孩子偏食。《素问·脏气法时论》有言："五谷为养、五果为助、五畜为益、五菜为充，谷肉果菜，食养尽之。"现代营养学有同样的观点，只有均衡摄取营养，才能减轻脾胃的负担，保证脾胃的健康。

## 家长课堂

### 孩子不爱吃青菜，怎么办?

随着人们生活条件的不断提高，不爱吃青菜的孩子越来越多了。如果孩子比较抗拒吃青菜，家长不加以干预，长期如此，不仅无法满足孩子身体所需的营养，还会让孩子养成挑食的毛病。家长怎样做才能让孩子多吃点青菜呢?

家长可以在烹饪上下功夫，将孩子不喜欢的食物变换造型，或者将食物和童话故事联系起来，还可以和孩子讲一讲和青菜有关的故事，例如大力水手爱吃菠菜故事，让孩子产生食欲。

也可以将青菜做成羹、馅料或者蔬菜汁，藏在孩子看不见的地方，让孩子在不知不觉中吃下去。

还可以用富含同类营养的其他果蔬来代替青菜。例如，孩子不喜欢吃胡萝卜，那就多准备一些西蓝花、豌豆苗，实现营养成分的互补。

当然，家长要耐心地、一步一步地帮助孩子改正挑食的毛病，切不可操之过急，否则会适得其反，让孩子更加抗拒。

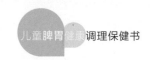

## 注重粗细搭配

所谓粗粮和细粮，其实就是食物的加工方式不一样。细粮是指经过碾磨、加工后的精制米、面等食物，口感好，不仅有利于消化吸收，还能增加食欲。但在加工过程中，相当一部分营养成分会流失，食用精制食物，并不能满足身体所需的多种营养。粗粮则是相对于大米、白面等细粮而言的食物，主要指包括玉米、高粱、小米及各种豆类等在内的粗粮产品。由于粗粮的加工过程简单，保留了细粮中没有的许多营养成分，如丰富的B族维生素、膳食纤维等，能为身体提供丰富的营养。其中的膳食纤维还能帮助肠道蠕动，强健脾胃，锻炼孩子的咀嚼能力，减轻其消化负担。

## 新鲜的食物更营养

未经腌制的蔬菜、未经加工的水果、当年收获的粮食、刚宰杀的畜禽肉以及刚烹饪熟的食物等，都属于新鲜食物。这些食物不但味道鲜美，而且营养成分保留较多。而存放时间过长或频繁加工的食物，不仅营养成分流失较多，还存在变质的风险，不适合孩子食用。如果条件允许，最好选择应季的蔬菜和水果，现做现吃。

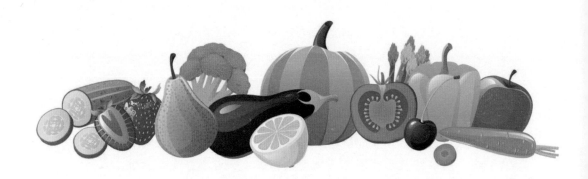

# 养成细嚼慢咽的好习惯

很多家长认为孩子吃饭吃得快是一种好习惯，殊不知，吃得太快对孩子的健康很不利。

---

**易损伤脾胃**

孩子吃饭太快，食物没有被充分咀嚼就被咽下，食物团块的体积过大，不易消化，容易造成积食，加重脾胃负担，减缓肠道蠕动速度，长此以往，孩子容易出现脾胃疾病。

---

**存在长胖的风险**

从吃饭开始，20分钟后，大脑才会发出已经吃饱的信号，如果孩子吃得过快，等到大脑发出吃饱信号时，已超过所需进食量，从而加重脾胃负担，并且还会因吃得过多而增加长胖的风险。

---

**不利于营养的吸收**

食物进入口腔，咀嚼的过程也是与唾液结合形成唾液淀粉酶的过程，唾液淀粉酶正是促进消化的"源动力"，被咀嚼成细小颗粒的食物进入胃里，与消化液充分结合，被分解，身体才能从中获得能量和营养。如果孩子吃饭时狼吞虎咽，食物不经咀嚼就被咽下，不利于唾液淀粉酶的形成，食物没有被很好地消化，这样不利于营养的吸收，长期下来对孩子的生长发育很不利。

在进食过程中，家长要注意多引导孩子，每一口食物都要多咀嚼几次再吞咽。还可以利用各种小妙招帮助孩子减慢进食速度，例如，为孩子准备一把小勺子，每一口都少吃点，这样就有利于食物的咀嚼，放缓进食的节奏，这样既能让孩子享受食物的美味，又有助于培养其细嚼慢咽的好习惯。

---

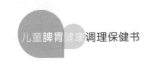

# "软、热、少"对脾好，"硬、冷、多"易伤脾

## ● 软烂的食物好消化

相较于成人的口腔咀嚼能力和肠胃消化功能，孩子的咀嚼能力和消化系统还处于逐步完善的过程中，脾胃功能较弱。颗粒大或粗糙的食物不仅会加重胃的负担，还会损伤胃黏膜，容易引发消化系统疾病。所以，孩子应以软烂、易消化的食物为主，这样才有助于其健脾养胃，如汤粥类、山药泥、土豆泥等。家长在烹饪菜肴时，可以把食物切得碎一些，煮得软烂一点儿，这样更有利于孩子消化，减轻孩子的脾胃负担。

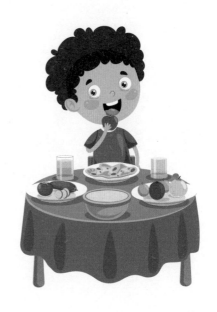

当然，也有说法认为要有意地给孩子吃些硬一点儿的食物，以锻炼其咀嚼能力，其实锻炼咀嚼能力的目的也是让食物进入孩子的胃时是软烂的、容易消化的。软和硬是相对的，总体来说孩子吃的食物应比成人的食物更软烂，但这并不是说从小到大都给孩子吃糊、吃粥，也要准备一些稍硬的食物，以此锻炼孩子的咀嚼能力，让孩子学会咀嚼、认真咀嚼，不要囫囵吞枣。

## ● 温热食物强脾胃

中医学认为"胃喜温恶寒"，温热的食物能保护胃气、补充阳气，充盈体内气血，还能强化脾胃功能。因此，养护好脾胃，要多给孩子吃温热的食物。要吃热，反过来就是少吃生冷、寒凉的食物，从能量来源上养护脾胃。因为人体是有温度的，寒凉的食物进入胃里，需要调动脾胃的热量才能把食物"焐热"。而孩子本身脾胃功能就弱，消化寒凉的食物所需的能量肯定要大于消化温热的食物，这就给脾胃增加了不必要的负担。所以，平时孩子吃饭最好趁食物温热时吃，当然也不能太烫，以孩子能接受的温度为准。

除了尽量不让孩子吃冷食，最好也少给孩子吃性寒凉的食物，多吃性平、温热的食物。孩子是虚寒之体，阳气是很稚嫩的、不成熟的，如果经常给孩子吃寒凉的食物，很容易伤及孩子脾胃。如果是寒凉的蔬菜，在烹饪的过程中可以添加姜、蒜、葱等温性食物，以中和凉性。

## 五色五味养五脏，黄色甘味食物益脾

在中医养生理论中，根据五行（木、火、土、金、水）学说，把自然界五味（酸、苦、甘、辛、咸）、五色（绿、红、黄、白、黑）与众多事物的属性联系起来，而人生活在自然环境之中，是整个物质世界的组成部分，因此人体五脏与大自然的五色、五味有着密切的关联。《黄帝内经》中记载："色味当五脏：白当肺、辛，赤当心、苦，青当肝、酸，黄当脾、甘，黑当肾、咸。故白当皮，赤当心，青当筋，黄当肉，黑当骨。"味甘色黄入脾经，适当让孩子多吃些黄色、甘味食物，有助于补益脾胃。

五行中黄色代表土，摄入黄色食物后，其所含营养物质主要集中在中医学所说的中土（脾胃）区域。黄色食物能增强脾之气，促进和调节新陈代谢；而甘味食物具有滋养、补脾、缓急、润燥等特点，能够增强脾胃的运化作用。

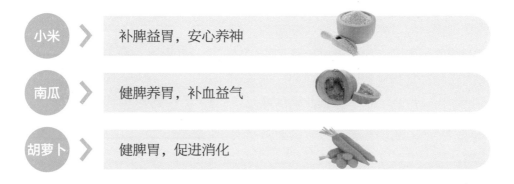

| 小米 | 补脾益胃，安心养神 |
| 南瓜 | 健脾养胃，补血益气 |
| 胡萝卜 | 健脾胃，促进消化 |

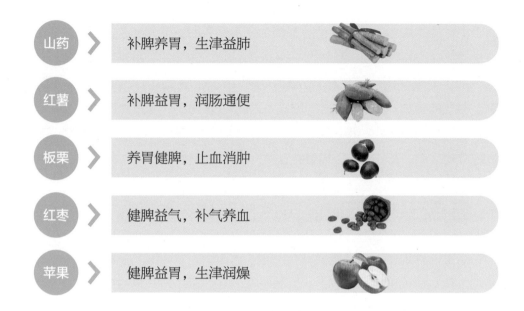

| 山药 | 补脾养胃，生津益肺 |
| 红薯 | 补脾益胃，润肠通便 |
| 板栗 | 养胃健脾，止血消肿 |
| 红枣 | 健脾益气，补气养血 |
| 苹果 | 健脾益胃，生津润燥 |

## "重口味"易伤脾胃

很多家长都有过这样的经历，孩子食欲不太好的时候，为了让孩子多吃点，做菜的时候会多放油和调料，这样做出来的菜味道好，吃起来更香，孩子也喜欢吃。其实，重油、多调料的食物被中医称为"肥甘厚味"。口味来自脾，脾气足才能感受到味，但口味重了，就会刺激脾。孩子的脾胃很娇嫩，如果经常给孩子吃口味重的食物，其脾胃功能容易受损。而且适应了重口味以后，孩子就难以适应清淡、营养的饮食，长期如此，孩子的脾胃就会失调。

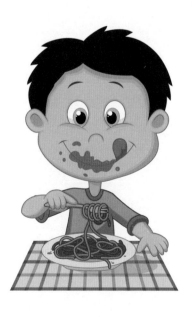

# 让孩子正确吃零食

相信大多数孩子都禁不住零食的诱惑，经过琳琅满目的零食店时，孩子总会被各种各样的零食吸引。有些家长不忍心拒绝孩子，便会经常给孩子买零食吃。但是孩子经常吃零食，会让脾胃一直处于工作状态，从而损伤脾胃。当然，让孩子完全不吃零食也是不现实的。而且正确地吃适量的零食可以让孩子摄入更全面的营养。家长不妨试试以下两条原则，让孩子正确吃零食。

## ● 挑选对健康有益的零食

家长要给孩子选择健康的零食品种，以新鲜、有营养、易消化的食物为佳，如水果、乳制品、坚果等。如果是年龄较小的孩子，家长可以将坚果打成粉或糊，再让孩子食用。尽量少吃街头食品，因为露天环境下的食品卫生无从保障。大部分油炸、膨化食品所使用的油质量堪忧，且经过反复高温烹饪，营养流失较多。

需要提醒各位家长，水果、乳制品、坚果虽然是有营养的零食，但也不能无节制地随便吃。凡事都有个度，有营养的零食也一定是在不影响正餐的情况下适量吃一些。

## ● 控制每一次的量，把握好吃零食的时间

零食不能一次吃太多，更不能代替正餐，否则孩子的食欲和食量就会受到影响。过量的零食还会加重消化负担，使脾胃得不到休息，长此以往，孩子很容易产生脾胃疾病，不利于孩子的健康。

家长在给孩子吃零食时，要安排好时间，不要因为孩子哭闹就妥协或者放纵孩子。一般来说零食与正餐之间至少相隔2小时，正餐前1小时、看电视时、晚上睡前半小时不给孩子吃零食，也不要在孩子玩耍或哭闹时给他吃零食，防止零食被误吸入呼吸道。

# 孩子要健康，少喝饮料多喝水

水对孩子的生长发育至关重要，孩子活动量大、出汗多，体内津液消耗大，加之肾脏功能还不完善，不及时喝水很容易出现缺水现象。有些孩子因为从小不喜欢喝水，家长用饮料来代替水，帮孩子补充水分，这种做法是不正确的。市面上的饮料大多含有大量糖分、防腐剂和食品添加剂，长期喝饮料可能会造成龋齿、肥胖、挑食、胃肠道不适等症状，甚至还会影响孩子的智力。所以家长一定要做好监督，尽量让孩子不喝或少喝饮料，通过喝白开水来补充身体所需水分。

有些家长心存疑惑，孩子每天到底要喝多少水呢？实际上，孩子每天的喝水量与体重有关，一般来说，1岁以内婴儿每日每千克体重需要120～160毫升水分，1～3岁孩子每日每千克体重需要100～140毫升水分。需要注意的是，以上不单指饮水量，也包括食物中的水分，家长可以根据孩子的具体情况来确定孩子每天的饮水量。

孩子饮水应遵循少量多次的原则，一次不要喝太多，以免增加肠胃负担，影响食物的吸收，也不要等孩子口渴时再让他喝水。当然也要根据季节、气温、孩子的出汗量，灵活调整孩子的饮水量。孩子大量运动后，出汗多，体内水分流失较多，要及时为孩子补充水分，但要少量多次，不能一次性喝大量水，以免血容量迅速增加，导致心脏负担加重，引起身体不适。

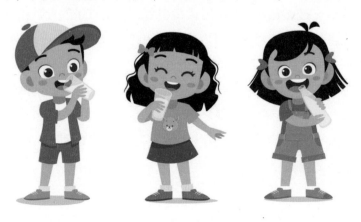

# 好的生活习惯**护脾胃**

很多孩子脾胃虚弱，是因为日积月累的喂养或护理不当造成的，很难因为一道食疗方、几次推拿、几次艾灸就迅速强壮起来。这些调理可以助力脾胃让之变得强壮，但不能代替家长的细心养育。生活中养成好的习惯并长期坚持，也可以帮助孩子强壮脾胃。

## 早睡早起，脾胃更健康

睡觉可以滋阴养阴，可以养护气血，想让孩子的脾胃更健康，就要让孩子养成早睡早起的好习惯。一般来说，建议让孩子在晚上9点进入睡眠状态。让孩子在三焦经当令时间进入深睡眠，可以让五脏六腑得到休养，其中就包括脾胃，到了晚上9点至11点，人体的阳气悄然萌生，生发的阳气可以促进孩子生长发育。此外，孩子在睡前尽量不要吃东西。因为食物进入身体后，脾胃需要加班加点地工作运化，无法好好休息，脾胃容易受到伤害，进而出现消化不良、厌食、积食、发热、咳嗽等症状。

如今，很多孩子跟着家长的作息时间，养成了晚睡晚起的习惯，这样对孩子的生长发育十分不利。家长要如何帮孩子纠正这一习惯，让孩子早睡早起呢？首先，孩子在睡觉前不要过饱或过饥，不要玩得太兴奋，否则即使躺在床上了，也无法安静入睡。其次，家长要做好示范，言传不如身教，尽可能以身作则培养孩子的生活节律，固定就寝时间，保证充足的睡眠时间。最后，可以为孩子营造良好的睡眠环境，例如，睡觉前为孩子洗个温水澡，让他充分放松身体；为孩子准备好柔软舒适的床褥，并将室内灯光调暗，使他容易入睡；还可以为孩子安排一些安静的睡前活动，例如温和的谈话或者讲睡前故事等，帮助孩子进入梦乡。

# 日常做到"三暖"：背暖、肚暖、足暖

**背暖**

五脏的很多经脉都集中在背上，肺司呼吸，养护好孩子背上的肺俞穴，会降低孩子患呼吸道疾病的概率。而且肺主皮毛，养护好肺，皮肤的功能也会变强，有助于增强孩子的抵抗力。在日常生活中，可以给孩子多准备几件薄厚不同的小背心，护好背部。

**肚暖**

肚子是脾胃之所，保持肚暖即是保护脾胃。孩子的脾胃功能较弱，如果肚子受寒，容易损伤脾胃，脾胃功能无法稳定发挥，影响消化和吸收，导致营养物质无法输送至全身，甚至影响孩子的生长发育。

**足暖**

人的脚是阴阳经穴交汇之处，且神经末梢丰富，对外界的寒邪最为敏感。从中医学的角度来说，脚底有60多个穴位，和五脏六腑息息相关，同时也有五脏的反射区，脚部受寒，势必会影响到肝、脾、肾、膀胱以及胃部。"寒从足下生，温足保太平。"如果脚部受了寒，对应的内脏就会出现各种毛病。只有脚部暖和了，全身才能抵御寒冷。因此，保持双脚的适当温度是预防疾病从脚底入侵必不可少的一环。孩子的体质本就较弱，抵抗力较差，脚部尤其要保暖。日常要帮孩子穿好袜子、鞋子，保持脚部干爽温暖。

## 脾胃也喜欢运动，鼓励孩子多运动

脾主四肢，动则生阳，动则气血旺盛，同时强壮脾胃。因此，要想让孩子的脾胃变得强壮，一定要促使他运动起来。经常运动的孩子，对食物的消化吸收会好一些，抵抗力也会强一些。适当地带孩子去做一些运动，比如饭后散步半小时，去跑跑步，和小朋友们踢一会儿足球，或者跳一会儿绳，这些运动都是可以促进肠胃蠕动的。当然，这些运动只适合年龄大一点的孩子，对于一些还不具备运动能力的孩子来说，家长可以帮助孩子伸伸胳膊、伸伸腿。对于会爬的孩子，可以多鼓励孩子爬，千万不要因为担心孩子的安全而限制孩子的活动。

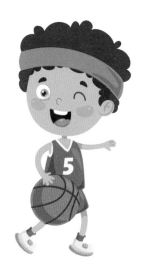

## 饭后不宜久坐，也不可立即睡觉

从小我们就告诉孩子，饭后不能剧烈活动，但好动又是孩子的天性，于是有些家长为了阻止孩子在饭后蹦蹦跳跳，就让其老老实实坐着，甚至哄孩子睡觉。其实饭后久坐和睡觉对孩子的消化非常不利，会损伤脾胃。因为久坐会导致肠胃蠕动速度减慢，影响食物的消化和吸收。而且在睡眠状态下，机体大部分器官进入代谢缓慢的状态，但肠胃却一直处于紧张工作中，长此以往，很容易造成消化功能紊乱和营养吸收不良，对孩子的脾胃损伤也不容小觑。此外，消化食物所花费的时间远比孩子的进餐时间多，而饭后久坐或者立即睡觉，身体处于相对单一的姿势，会导致肠胃蠕动速度减缓，使食物在肠胃里停留的时间过长，影响食物的正常消化。因此，饭后适当休息后，可进行舒缓的运动，如带孩子散散步，这也可以带动脏器和肢体运动，促进食物的消化和吸收。睡觉也应与进餐有一定的时间间隔，以免引起身体不适。

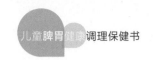

# 利用腹式呼吸改善脾胃功能

很多家长应该都听说过腹式呼吸，但对腹式呼吸的作用可能不太了解。腹式呼吸通过加大横膈膜的活动，减少胸腔的运动，可以促进气血流通，改善心肺功能，还能加快肠胃蠕动，增强脾胃功能。空暇之时，不妨和孩子一起进行腹式呼吸练习，这不仅能让亲子时光变得更温馨，还能帮助孩子提升脾胃功能。

训练方法：站立或者保持坐姿，全身放松，用鼻子深深而缓慢地吸气，嘴巴紧闭，肺部不动，同时将腹部慢慢鼓起；呼气时，气流从嘴里长长地呼出，最大限度地向内收缩腹部，胸部保持不动。控制好呼吸的频率，通常一呼一吸的时间在15秒左右，练习时间可由短到长，循序渐进。

## 晒背养阳亦健脾

很多家长都知道经常带孩子晒太阳有助于钙的吸收，但可能不知道晒背还有健脾的功效。如果孩子脾胃虚弱，可以让孩子经常晒晒后背。

晒背在古时候称为"负暄"。中医学认为，"腹为阴，背为阳"，背部是人体阳气循行的最大通道。背部分布着人体的至阳之经，即督脉和膀胱经，经常晒背，太阳把至阳之经接通，能化瘀散寒、温补阳气、调理气血。

家长可以让孩子趴着或者坐着，将背部皮肤裸露，晒到微微出汗即可，一般不超过15分钟。如果是小婴儿，因皮肤非常娇嫩，建议分多次晒，以免晒伤皮肤。晒背的最佳时间是早上9:00—10:00、下午4:00—5:00，这个时间段的气温比较舒适，阳光也不会过于猛烈。此外，家长应选择无风、晴朗的天气给孩子晒背。晒背后，孩子会微微出汗，要及时用干毛巾为孩子擦干汗水，再穿好衣服。同时也要及时补充水分，可以给孩子喝一些温开水。

# 养脾需要**好心情**

## 孩子压力大会导致脾虚

中医理论认为，五脏、五行、情志是相对应的。脾在志为思，思则气结，思虑过多就容易导致脾气郁结不舒。中焦的气机升降失常，脾升胃降的正常功能被打乱，对于食物的消化就会被削弱，因此会常见脘腹胀满、食欲不振等。思虑过度会影响到脾胃，心事一多，胃口就会变差，导致食欲下降、消化不良等。可见思虑过度、压力大对脾胃功能的影响很大。

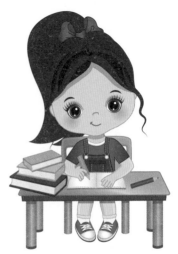

如今孩子的学习压力大，长期处于紧张和焦虑的精神状态下，忧思过度必伤脾，这就会导致孩子的脾胃功能失常。而脾胃乃后天之本，脾胃的功能出现问题，身体吸收营养物质的能力就会下降，生长发育就容易出问题，还会导致抵抗力下降，引发各种疾病。

因此，对于压力大的孩子，家长先要做的是给孩子解压，尽量让孩子有放松的时间，让孩子的生活节奏变得慢一些，适当让孩子出门放松身心，让孩子做一些自己喜欢做的事情。当孩子的生活处于舒缓状态时，气血和顺，心神安宁，五脏六腑也能够得到滋养，脾胃也会顺势强壮起来。孩子的精神放松了，内调跟上了，不仅身体健康了，学习也会更上一个台阶。

## 好心情才有好脾胃

不知道大家有没有发现，当自己心情很愉快的时候，吃饭就会很香；而心情郁闷、悲伤、焦虑的时候，就会没有任何食欲，即使勉强自己去吃，也会觉得味同嚼蜡。这就是情绪对脾胃的影响，可以说，脾胃好不好，情绪就是"晴雨表"。良好的情绪可促进机体的气血运行，使得阴平阳秘；而情绪低落、压抑，就会肝气不畅，克郁脾土，会使脾胃更加虚弱，甚至气血瘀滞而阴阳失衡，因而患上疾病。

如何让孩子保持好心情？方法有很多，例如，不要让孩子的情绪起伏过大，不要呵斥、打骂孩子，家庭关系和睦、少争执，家长少唠叨，与孩子多沟通交流，鼓励孩子表达出自己的想法，等等。

### ● 孩子常笑有益脾胃健康

可能很多家长都不知道，经常笑有益脾胃健康。因为当人们笑时，腹肌收缩，可以消除消化道的紧张，调节脾胃的紧绷状态，改善食欲不振、消化不良、便秘等问题。为了让孩子的脾胃更健康，那就少呵斥、打骂孩子，让孩子多笑笑吧。

### ● 家长少唠叨，孩子更健康

望子成龙、望女成凤的家长总是爱唠叨孩子的学习，对孩子关怀备至的家长时常千叮咛万嘱咐孩子的日常起居，要是哪一天没有了家长的唠叨，孩子可能还会觉得缺少点什么。但事实是，孩子老生病跟家长的唠叨也有关系。

家长的唠叨会导致孩子压力过大，时间长了还可能导致孩子大脑里负责记忆和控制情绪的海马体萎缩，对大脑发育造成损伤。也就是说，家长的唠叨会对孩子的心理、智力造成很大的负面影响。

### ● 切记不可在饭桌上说教孩子

孩子的食欲受心情影响比较大。心情愉悦时，自然胃口比较好，吃得也多；心情压抑时，便食不甘味，没心思吃饭。

很多家长工作比较忙，平时没有太多的时间陪伴孩子，一天也就吃晚饭的时候能和孩子在一起，因此就想好好利用饭桌上的时间和孩子沟通学习情况。家长们的出发点是好的，想着能在轻松的进餐氛围中教育一下孩子，可在饭桌上与孩子聊成绩，孩子会将"吃饭"和"挨批评"联系起来，思虑过多便会伤脾，会排斥吃饭，严重者还会导致厌食。

在饭桌上教训孩子，还会使孩子消化不良。在饭桌上询问孩子的成绩，或是斥责孩子的过错，既达不到教育的目的，还会给孩子带来心理压力，情绪受到影响，食欲下降。有的孩子为了逃避家长的说教，草草吃几口就离开饭桌，不能细嚼慢咽，这样会加重消化负担，对脾胃的损伤极大。甚至有的孩子一边哭泣、抽噎，一边吃饭，这容易引起呛咳。

## ● 家庭和睦，孩子心情佳

孩子的情绪非常敏感，家庭成员之间的争吵像是一片厚重的乌云，压得孩子喘不过气来，久而久之会损伤孩子的脾胃，成为健康的"隐形杀手"。当家长苦苦寻找孩子脾胃不适的病源时，却往往忽略家庭氛围的影响。那该如何营造良好的家庭氛围，保障孩子的脾胃健康呢？家长不妨试试以下方法。

- 融洽的夫妻关系是良好家庭氛围的基础。夫妻双方应彼此尊重，相互理解与包容，关心爱护彼此。
- 认真倾听孩子的意见和想法。家长与孩子之间应该是和谐民主的关系，要像尊重成年人一样尊重孩子。
- 建立亲密的亲子关系。在温馨的家庭中，家长和孩子就像是朋友，可以无话不谈。当意见不合发生分歧时，也能心平气和地协商解决，及时沟通。

### ● 鼓励孩子主动说出自己的想法

当孩子还是小宝宝时，家长喂什么他就吃什么，而且还是一副很享受的样子。随着孩子慢慢长大，开始有了自己的口味喜好，但很多家长依旧凭着自己的主观臆断来决定孩子的饮食。只要是家长觉得对身体有益的食物，即使孩子不喜欢，也要强迫他吃下去。当孩子表达自己的想法或提出抗议时，就会被贴上"不听话"的标签，还免不了受到家长的一顿说教，久而久之，孩子就不敢表达自己的想法了。委屈的情绪也会影响孩子娇嫩的脾胃，吃饭慢慢变成了孩子不情愿做的事情。这样不利于孩子的健康成长，脾胃疾病也会随之而来。所以，为了孩子的身体健康，要鼓励孩子表达自己的想法。不管是在饮食上，还是在生活上，抑或是在学习上，若孩子能主动说出自己内心的想法，则既可发展孩子独立自主的意识，也能舒畅他的情绪，对孩子的身心健康十分有益。

## 多让孩子接触大自然

现在生活条件好了，家里的电子产品也多了，有不少孩子平时总喜欢待在家里看电视、玩平板电脑，哪里也不想去。其实这样对身体十分不利。

经常在家里看电视、玩平板电脑的孩子，往往不注意姿势，他们经常窝在床上或趴在沙发上，眼睛距离屏幕很近，一动不动地盯着屏幕，一玩就是几个小时。这样不仅对孩子的眼睛有很大伤害，还会对身体的其他器官产生不良影响。

孩子长时间宅在家里，脾胃的消化功能会受到很大影响。久坐不动，加上窝在沙发里看电视的姿势，会使胃受到压迫，不利于消化，容易引起消化不良、积食等。而且孩子身体稚嫩，骨骼正在生长发育中，长期保持一个姿势很容易造成颈椎劳损，引起头晕、背痛、手麻等颈椎病症状。此外，长期待在室内，接触的新鲜空气和阳光都不够，也不利于孩子的骨骼、肺部发育，并且容易感冒。

中医学认为，脾脏属土，如果我们不经常接触土地，而是长期生活在钢筋水泥之中，脾胃就无法接受大自然这股重要能量的滋养。别小看了大自然的能量，中医学讲世间万物秉先天阴阳二气而生，人体的脏腑都是与自然之气相通的。孩子具有脾胃不足的生理特征，而且脾胃又是后天之本、气血生化之源，孩子经常患的许多疾病均与脾胃有关，如果经常带孩子接触大自然，孩子的脾胃就能得到大自然能量的滋养，孩子的心情也会舒畅，肝气不会郁结，脾胃会变得更健康，肝气也能得到疏泄，也就不容易生病了。

带孩子多出门走走，多让孩子亲近大自然，呼吸新鲜空气。周末可以带孩子到野外走一走、玩一玩，让孩子了解自然、热爱自然。让孩子在阳光下跑跑步、出出汗，把体内的湿邪排一下。另外，去野外游玩还能帮孩子开阔眼界，多接触大自然，多认识一些花鸟虫鱼，孩子的心情就会更好，见识也会越来越广，对孩子的情感、智力、体力等发展都有很大的帮助。

## ● 适合与孩子一起做的户外活动

**郊外登山**

春秋季节，天气较好，风景宜人，家长可以趁着周末带上孩子去郊外登山。登山既能有效锻炼人体的心肺功能，还可以锻炼孩子的毅力、耐心、吃苦能力等，提升孩子的精神品质。而且山上空气清新、环境清幽，有利于舒缓心情。家长可以在登山过程中加入一些小游戏，或给孩子讲一些小故事，以此缓解登山的疲惫。

**远足采摘**

　　秋天是收获的季节，带上孩子去采摘会有说不出的快乐。采摘的过程有利于孩子了解植物的相关知识，也能让孩子明白食物的来之不易，同时还能近距离接触大自然，舒缓身心，对孩子的健康十分有益。

**跳绳**

　　跳绳是一种有氧运动，属于中高强度锻炼，能有效提高身体的心肺耐力，提高双脚甚至全身的协调能力。跳绳会促进全身的血液循环，促进肠胃的蠕动，这样就加快了机体新陈代谢的能力，对孩子的健康成长有极大的好处。跳绳还有助于智力的发育以及培养孩子的应变能力，可以提高大脑的思维敏捷度。花式跳绳、跳大绳都是非常好的亲子运动项目，家长可以一起参与进来，娱乐的同时又锻炼了身体。

　　需要注意的是，孩子在跳绳的过程中如果方法不当，很可能会导致身体受伤，因此，一定要掌握方法，跳绳的时间不宜过长，跳完绳可能会大量出汗，需及时帮孩子换上干爽的衣服，同时注意补充水分。

**丢沙包**

　　丢沙包也是一种非常适合与孩子一起进行的户外活动。丢沙包能锻炼肌肉，有利于人体骨骼、肌肉的生长发育，能促进血液循环，提高人体的适应能力和抵抗能力，还能训练人手眼的协调能力，训练个体的敏捷性。运动有利于调节人的情绪，改善心理状态，激发人的积极性、创造性和主动性。天气好的时候，一家人在空旷的草地上玩丢沙包的游戏，其乐融融。

**放风筝**

放风筝需要放线收线、前俯后仰，时跑时行，时缓时急，张弛相间，有动有静，手、脑、眼三者协调并用，需要动用手、腕、肘、臂、腰、腿等各个部位，使全身得到锻炼。放风筝时，家长与孩子只有相互协作、沟通才能完成得更好，因此能有效增加亲子之间的沟通，还能放松眼睛、放松肌肉、放松心情，促进全身血液循环。别小看了放风筝，这可是一项健身与娱乐相结合的运动，不妨趁着天气好的时候，和孩子一起去公园放风筝吧。

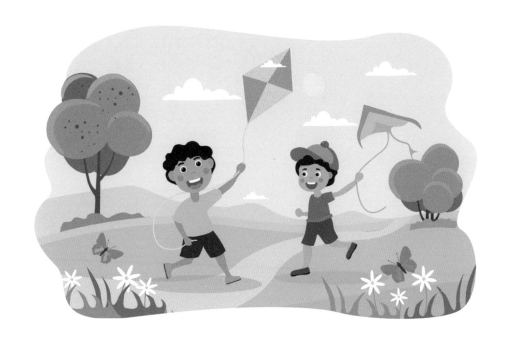

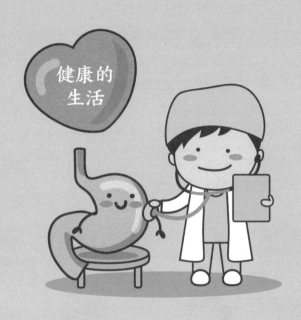

# 第 3 章

# 22种帮助孩子 •──→ 健脾胃的食物

　　我国自古就有"寓医于食""医食同源"之说。食物既是美味佳肴，又能养生保健、防病治病。生活中有很多具有健脾益胃、开胃消食功效的食材，我们可以巧用这些食材，烹调出各种美味佳肴，这对孩子的脾胃大有裨益。

# 巧用食疗，**帮孩子调理脾胃**

　　中医学认为，肾为先天之本，脾胃为后天之本、气血生化之源。如果脾胃功能正常，饮食正常，那么我们全身的气血、经络、五脏六腑均旺盛，身体就不容易生病。所以说，脾胃吸收营养的状态对孩子的生长发育非常关键，这关系到孩子的生长是否有充足的营养。可是，孩子的脾胃特别容易受伤。和成人不同，成人吃多了、撑到了，即使不吃药可能也会慢慢恢复，一两天自己就好了。孩子却不是这样，因为脏腑还在生长发育中，非常娇嫩，一旦受到伤害，影响会很大，恢复的时间也比较长。所以，在日常生活中，家长要细心呵护好孩子的脾胃。

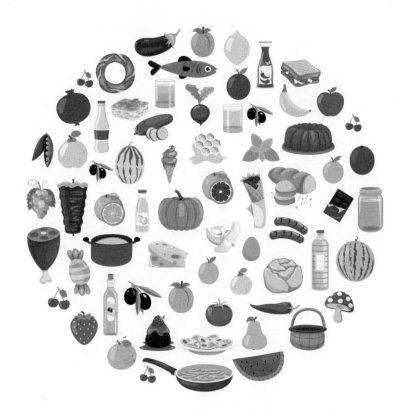

那么，如何呵护好孩子娇嫩的脾胃呢？食物是直接进入脾胃的，而脾胃是运化食物的。很多平时就会经常出现在餐桌上的食物，既有食用功能，又有药性作用，并且没有太强的偏性，非常温和，食用后可以直接作用于脾胃。孩子服药较困难，但喂食不难，通过选择合适的食材，配合科学的烹饪技术，制作出可口的食疗方，同样可以起到保健和治病的作用。所以，食疗在调理孩子脾胃方面是不错的选择。

我国自古就有"寓医于食""医食同源"之说，食物既是美味佳肴，又具有养生保健、防病治病的作用，能吃出健康，延年益寿。《黄帝内经》中说："天食人以五气，地食人以五味。五气入鼻，藏于心肺，上使五色修明，音声能彰；五味入口，藏于肠胃，以养五气，气和而生，津液相成，神乃自生。"意思是大自然为人类提供了生命动力的来源，人们可以通过呼吸、饮食来获取。由此可见，食疗在日常生活中的重要性。

很多常见的食材具有健脾益胃、开胃消食等功效，对孩子的脾胃大有裨益，家长要巧用这些食材，烹饪时不要加过多调料，长期坚持下去，孩子的脾胃功能就会有所改善。

值得注意的是，大多数食疗方宜在孩子消化好、没有生病的时候采用，以补益为主，采用温和的方式调理孩子虚弱的体质，以达到强身健体的目的。孩子一旦生病，就不能只通过食疗调理，而应及时就医，食疗只能作为药物以外的一种辅助手段。

常见的有益脾胃的食材有粳米、糯米、小米、大麦、燕麦、芸豆、黄豆、红薯、土豆、赤小豆、南瓜、洋葱、香菇、胡萝卜、蘑菇、草菇、鸡肉、带鱼、鲫鱼、海虾、猪脾、乌骨鸡、牛肉、鲈鱼、泥鳅、核桃、莲子、山楂、龙眼、樱桃、红枣、栗子、花生、苹果、木瓜、草莓等。

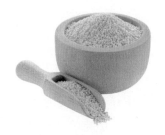

# 小米
## ——健脾胃，助消化

### — 性味归经

性凉，味甘、咸；陈者性寒，味苦。归脾、肾经。

### — 营养成分

含有淀粉、蛋白质、脂肪、钙、磷、铁、维生素$B_1$、维生素$B_2$及胡萝卜素等。

### — 营养功效

小米具有健脾、和胃、益肾、除热、解毒、安眠等功效，主治脾胃虚热、反胃呕吐或脾胃虚弱、腹泻、烦热口渴、口干、小便不利等。小米含有蛋白质、脂肪、铁和维生素等多种营养成分，消化吸收率高，是幼儿的首选营养食物。小米中富含人体必需的氨基酸，是体弱多病者的滋补保健佳品。小米含有大量的碳水化合物，对缓解精神压力、紧张、乏力等有很大的作用。

### 食用注意

小米属凉性食物，体质虚寒者应减少食用，不然会导致胸闷、腹泻等。

发霉、长虫的小米应避免食用，不然易导致胃部胀气，严重者也可能会出现胃溃疡。小米缺乏赖氨酸，所以不能完全以小米为主食，应注意饮食搭配，避免因长期单独食用小米而导致营养不良。

### 健康吃法

小米一般可以煮粥、煮饭，磨粉做饼、窝头、丝糕等也各有各的味道，但以煮粥吃为宜，可做成不同口味的粥，与各种粗粮搭配，具有很好的营养价值和药用功效。

### 健康搭配

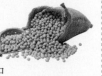

**小米+黄豆**
健脾养胃，益气宽中

**小米+红枣**
补气养血，调理脾胃

# 小米蒸排骨

**原料：** 排骨400克，水发小米90克，葱花、姜片、蒜末适量。

**调料：** 盐、鸡精各3克，生抽、料酒、芝麻油各5毫升，生粉5克

**制作：**

1.排骨装入碗中，放入姜片、蒜末、盐、鸡精、生抽、料酒，拌匀。

2.水发小米倒入碗中，把排骨夹入小米中，表面均匀地沾满小米，再撒上少许生粉，淋上少许芝麻油，码放在蒸笼里，蒸30分钟。

3.取出蒸熟的排骨，趁热撒上葱花即可。

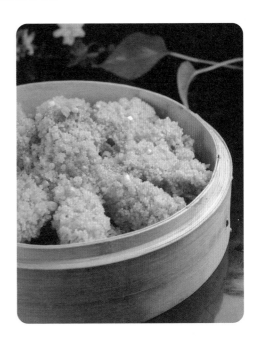

# 小米蜜枣粥

**原料：** 小米200克，蜜枣50克。

**制作：**

1.砂锅中注入适量水，放入小米、蜜枣，搅拌均匀，盖上盖，大火煮开煮开后转小火煮30分钟。

2.揭开锅盖，将煮好的粥搅拌均匀，盛入碗中即可。

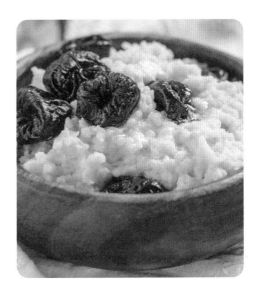

# 玉米

## ——缓解便秘，降低胆固醇

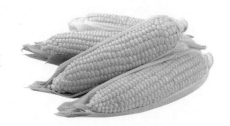

### — 性味归经

性平，味甘。归脾、肺经。

### — 营养成分

含蛋白质、脂肪、碳水化合物、胡萝卜素、维生素A、B族维生素、维生素E及丰富的钙、铁、铜、锌等多种矿物质。

### — 营养功效

玉米具有开胃益智、宁心活血、调理中气等功效，还能降低血脂，延缓人体衰老，预防脑功能退化，增强记忆力，适合脾胃气虚、营养不良、肥胖、便秘的人，以及患有动脉硬化、慢性肾炎水肿者、高血压、高脂血症、冠心病、脂肪肝等疾病的人食用。玉米还含有一种特殊的抗癌物质——谷胱甘肽，进入人体后可与多种致癌物质结合，使其失去致癌性。

### 食用注意

玉米属于粗粮中的一种，含有丰富的膳食纤维，免疫力低下者食用之后会阻碍人体对蛋白质的吸收，肠胃不佳者食用之后会增加肠胃的消化负担，宜少吃。玉米忌与田螺同食，易引起食物中毒。

### 健康吃法

玉米棒可直接煮食，也可以用于煲汤；玉米粒可用于煮粥、炒菜。把玉米做成粥时，升糖指数比其他吃法要高，糖尿病人慎选。

---

**健康搭配**

**玉米+菜花**
健脾益胃，助消化

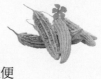

**玉米+苦瓜**
清热解暑，润肠通便

## 山药玉米汤

**原料：** 玉米粒70克，去皮山药150克。

**调料：** 盐2克，鸡精2克，香油适量。

**制作：**

1.山药切块备用，锅中注入适量清水煮开，倒入玉米粒、山药拌匀，加盖，中火煮15分钟。

2.揭开锅盖，加入盐、鸡精、香油，拌匀入味。

3.关火后将汤汁盛入碗中即可。

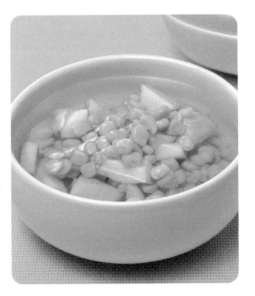

## 松仁玉米

**原料：** 玉米粒130克，松仁70克，蒜末适量。

**调料：** 盐3克，鸡精3克，生抽10毫升，食用油适量。

**制作：**

1.热锅注油，倒入蒜末爆香，倒入玉米粒炒匀。

2.倒入松仁炒匀，加入盐、鸡精、生抽，拌匀入味。

3.关火后，将炒好的菜盛入碗中即可。

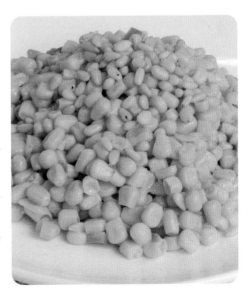

# 黄豆

## ——健脾利湿，促进消化

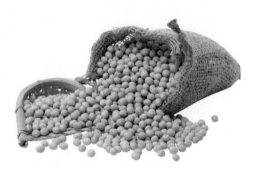

### — 性味归经

性平，味甘。归脾、大肠经。

### — 营养成分

富含蛋白质、铁、镁、钼、锰、铜、锌、硒以及8种人体必需的氨基酸、天门冬氨酸、卵磷脂、可溶性纤维、谷氨酸和微量胆碱等。

### — 营养功效

黄豆具有健脾、益气、宽中、润燥、补血、降低胆固醇、抗癌等功效，能增强身体抵抗力，强健体魄。黄豆中含有一种抑制胰酶的物质，对糖尿病患者有益。黄豆中的各种矿物质对缺铁性贫血患者有益，而且能促进酶的催化，促进激素分泌和新陈代谢。

### 食用注意

黄豆与酸奶、虾皮搭配，会影响钙的吸收。黄豆在消化吸收过程中会产生过多的气体，易导致腹胀，患有消化不良、慢性消化道疾病的人应尽量少吃。黄豆含有大量的嘌呤碱，嘌呤碱会加重肝、肾的代谢负担，当肝、肾器官有严重疾病时，应少吃或不吃。

### 健康吃法

黄豆可以制成豆浆，豆浆的营养价值可以和牛奶相媲美。也可以把黄豆碾磨成粉，做成黄豆饼。

---

**健康搭配**

黄豆+香菜
健脾宽中，祛风解毒

黄豆+鸭肉
健脾利湿，增强体质

## 黄豆豆浆

**原料：** 水发黄豆120克。

**调料：** 白糖15克。

**制作：**

1.取榨汁机，倒入洗净的水发黄豆，注入适量清水，搅打成生豆浆，过滤，装入碗中，待用。

2.将砂锅置于火上，倒入生豆浆，用大火煮约5分钟，再加入适量白糖，搅拌均匀即可。

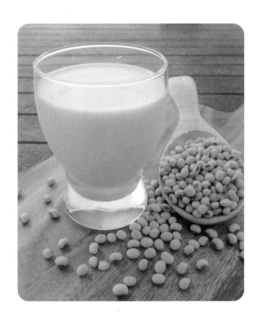

## 茭白烧黄豆

**原料：** 茭白180克，彩椒45克，水发黄豆200克，蒜末、葱花少许。

**调料：** 盐3克，食用油适量。

**制作：**

1.洗净去皮的茭白后切丁，彩椒切丁。锅中注水烧开，放盐、食用油，倒入茭白丁、彩椒丁、水发黄豆拌匀，煮1分钟至五成熟，捞出沥水待用。

2.锅中倒入食用油烧热，加蒜末爆香，倒入焯过水的食材，炒匀。

3.加入适量清水，用大火收汁，加葱花，翻炒均匀即可。

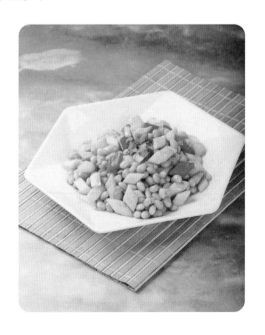

# 薏米

## ——健脾益胃，利湿

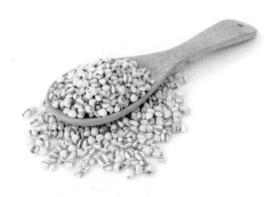

### — 性味归经

性凉，味甘、淡。归脾、胃、肺经。

### — 营养成分

含有蛋白质、脂肪、碳水化合物、维生素$B_1$、薏苡仁酯、三萜类化合物和各种氨基酸。

### — 营养功效

薏米具有利水渗湿、健脾胃、清肺热、止泄泻等功效，还可美容养肤。薏米具有增强人体免疫功能、抗菌抗癌的作用。薏米可入药，用来治疗水肿、脚气、脾虚泄泻，也可用于肺痈、肠痈等疾病的治疗。

### 食用注意

薏米不能与菠菜、黄豆、绿茶等一起吃。薏米不可吃太多，否则会不利于消化，容易导致腹泻、腹痛，尤其是严重消化不良的人要少吃或不吃。薏米本身性凉，虚寒体质的人不适宜长期吃薏米或喝薏米粥。

### 健康吃法

薏米煮成粥比较有营养，建议提前浸泡2小时以上再煮，这样有助于消化吸收。

---

**健康搭配**

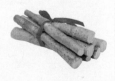

**薏米+山药**
润肺益脾

**薏米+羊肉**
健脾补肾，益气补虚

## 薏米大麦南瓜饭

**原料：**薏米50克，大麦50克，南瓜100克，山药100克，薄荷叶少许。

**制作：**

1. 薏米、大麦分别淘洗净，加清水浸泡3小时，捞出沥干水备用。

2. 南瓜、山药分别洗净去皮，切成小丁备用。

3. 电饭煲中加入泡好的薏米、大麦，加入适量清水，加入南瓜丁、山药丁，加盖按下煮饭键，待饭煮熟，盛出，再点缀上清洗干净的薄荷叶即可。

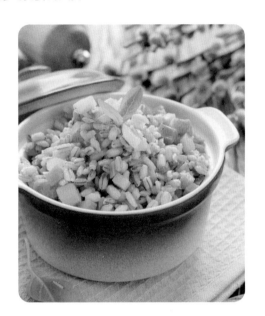

## 玉脂虾

**原料：**玉米粒50克，青豆50克，水发红芸豆60克，水发薏米60克，虾仁100克。

**调料：**盐、鸡精各3克。

**制作：**

1.虾仁洗净，去掉虾线。

2.锅内注水，倒入水发红芸豆、薏米，大火煮开，盖上锅盖，中火煮30分钟。倒入青豆、玉米粒拌匀。煮10分钟。倒入虾仁，煮5分钟。

3.加入盐、鸡粉拌匀入味，盛出即可。

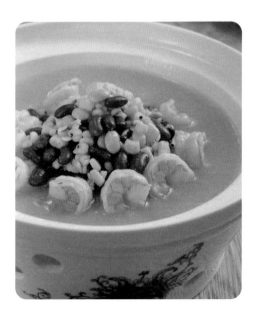

# 山药
## ——健脾固肾，补中益气

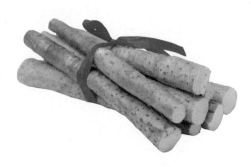

### — 性味归经

性平，味甘。归肺、脾、肾经。

### — 营养成分

含多种氨基酸、糖蛋白、胡萝卜素、维生素$B_1$、维生素$B_2$、烟酸、胆碱、淀粉酶、多酚氧化酶、维生素C等。

### — 营养功效

山药具有健脾补肺、益胃补肾、固肾益精、聪耳明目、助五脏、强筋骨、养心安神、延年益寿等功效，对脾胃虚弱、倦怠无力、食欲不振、久泻久痢、气虚肺燥、痰喘咳嗽、下肢痿弱、消渴尿频、遗精早泄、肥胖等病症有食疗功效。

### 食用注意

山药不能生吃，也不能和甘遂、猪肝、海产品一起食用。便秘、大便干燥的人也不适合食用山药。山药在去皮的过程中会产生黏液，黏液会对皮肤产生刺激，给山药去皮时建议戴好手套，或者先蒸熟再去皮，避免手部皮肤红、痒。

### 健康吃法

山药的吃法有很多种，可煲汤、清炒、蒸食，也可配其他食材一起烹制，选择孩子喜欢的吃法即可。

---

**健康搭配**

**山药+红枣**

健脾益气，养血安神

**山药+羊肉**

补脾健胃，促消化

## 清香山药

**原料：** 山药150克，黄瓜30克，圣女果2颗，姜末、蒜末适量。

**调料：** 盐2克，鸡粉2克，水淀粉、食用油适量。

**制作：**

1.将洗净去皮的山药切成片，将洗净的黄瓜和圣女果切成片。

2.用油起锅，放入姜末、蒜末，爆香。放入山药片，快速翻炒片刻。

3.加入黄瓜片和圣女果片，翻炒均匀。再加入盐、鸡粉，炒匀调味。

4.倒入少许水淀粉，用大火快速翻炒几下至食材熟软即可。

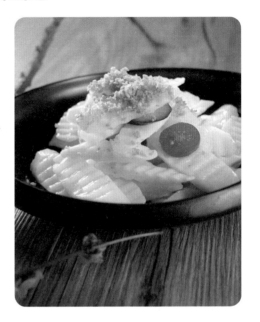

## 南瓜山药杂粮粥

**原料：** 水发大米95克，玉米糁65克，水发糙米120克，水发燕麦140克，山药125克，南瓜110克。

**制作：**

1.将去皮洗净的山药切成小块，洗好的南瓜去皮切成小块，玉米糁洗净备用。

2.砂锅中注入适量清水烧开，倒入泡发好的糙米、大米、燕麦，盖上盖，烧开后用小火煮约30分钟至米粒变软。

3.揭盖，倒入切好的南瓜和山药，搅匀，再倒入备好的玉米糁，搅拌均匀，盖上锅盖，用小火继续煮约30分钟，至食材熟软即可。

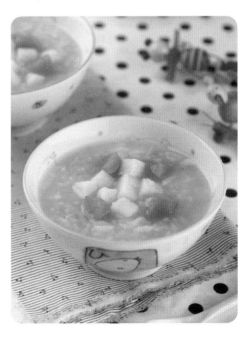

# 南瓜

## ——补中益气，健脾养胃

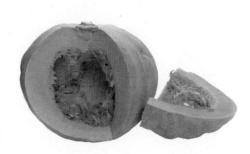

### — 性味归经

性温，味甘。归脾、胃经。

### — 营养成分

含蛋白质、碳水化合物、胡萝卜素、维生素B$_1$、维生素B$_2$、维生素C和膳食纤维，以及钾、磷、钙、铁、锌等矿物质。

### — 营养功效

南瓜具有润肺益气、养胃、解毒、清热、化痰止咳、消炎止痛、降低血糖、驱虫、美容等功效。南瓜含有丰富的胡萝卜素，能保护视力。对于脾胃虚弱的人，吃南瓜有健脾养胃的功效。此外，南瓜含有丰富的膳食纤维，能促进肠胃蠕动，帮助排便，预防便秘。

### 食用注意

南瓜性温，多吃会助长湿热，所以胃热炽盛者、气滞中满者、湿热气滞者应少吃，同时，脚气、黄疸、气滞湿阻病等疾病患者忌食南瓜。对南瓜过敏的人也不宜食用。

### 健康吃法

南瓜宜煮食。南瓜皮具有很高的营养价值，烹调时可以不去皮，将南瓜做成南瓜盅食用。

---

**健康搭配**

**南瓜+牛肉**
补脾健胃，解毒止痛

**南瓜+山药**
健胃消食，提神补气

# 老南瓜粉蒸排骨

**原料：** 老南瓜500克，排骨400克，蒸肉粉100克，蒜末、葱花适量。

**调料：** 盐2克，鸡精2克，食用油适量。

**制作：**

1.南瓜去皮，对半切开，掏空待用。

2.将洗净的排骨斩块，装入碗中，放入蒜末、蒸肉粉，抓匀，加入少许鸡精、盐，倒入少许食用油，抓匀。

3.将排骨块装入南瓜盅里，将南瓜盅放入蒸锅中，盖上盖子，小火蒸约30分钟。

4.揭开锅盖，把蒸好的南瓜盅及排骨取出，撒上葱花即可。

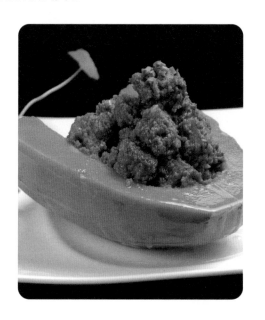

# 百合蒸南瓜

**原料：** 南瓜200克，百合30克。

**制作：**

1.南瓜去皮，切成约1厘米厚的菱形块，摆入盘中，上面放上百合，待用。

2.蒸锅注水烧开，放入南瓜百合，中火蒸20分钟即可。

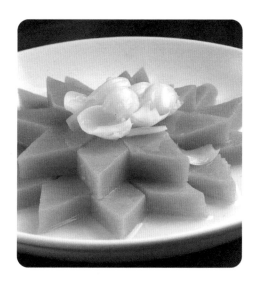

# 莲藕
## ——健脾止泻，增进食欲

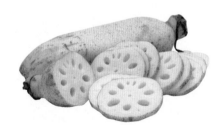

— **性味归经**

性寒，味甘。归心、肝、脾、胃经。

— **营养成分**

含蛋白质、B族维生素、维生素C、脂肪、碳水化合物及钙、磷、铁等多种营养物质。

— **营养功效**

莲藕既可食用，也可药用，营养价值极高，生食能清热润肺、解渴止呕，熟食可健脾开胃、益血养心。莲藕味甘多汁，可滋阴、清热、祛火，是热病所致津亏口渴者的理想食材。莲藕含有鞣质，有健脾止泻的作用，还能增进食欲、促进消化、健中开胃，适用于胃纳不佳、食欲不振者。

**食用注意**

生莲藕较难消化，身体虚弱者，特别是容易腹泻的人不建议生吃莲藕，会加重脾胃的虚弱。

莲藕富含多酚类氧化酶，和空气长期接触会使莲藕中的酚类氧化变黑，备菜时可以把切好的莲藕放入淡盐水中，避免与空气直接接触。

**健康吃法**

莲藕微甜而脆，可生食，如将鲜莲藕压榨取汁；也可做菜，小炒、煲汤等烹调方式均可。具体吃法可根据自身身体状况选择。

**健康搭配**

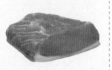

**莲藕+猪肉**
滋阴血，健脾胃

**莲藕+粳米**
健脾开胃，提神补气

## 荷塘小炒

**原料：** 百合40克，莲藕90克，胡萝卜40克，水发木耳30克，荷兰豆30克，蒜末适量。

**调料：** 盐3克，鸡精3克，食用油适量。

**制作：**

1.莲藕去皮切片，胡萝卜去皮切片，水发木耳切块，百合、荷兰豆洗净备用。

2.热锅注油，倒入蒜末爆香，倒入莲藕、胡萝卜、木耳、荷兰豆炒匀。

3.倒入百合炒匀，加入盐、鸡精，炒匀入味。

4.关火后将食材盛入盘中即可。

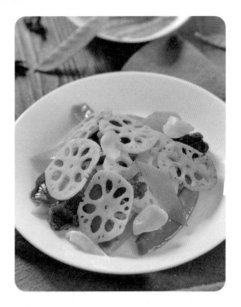

## 排骨莲藕汤

**原料：** 排骨400克，莲藕200克，玉竹60克，生花生米60克，姜片、红枣适量。

**调料：** 盐2克，鸡精2克。

**制作：**

1.排骨斩成块，莲藕切成厚片。

2.锅内注水倒入排骨，烧开，焯去血水后捞出。

3.取一砂锅，倒入姜片、红枣、排骨、莲藕、玉竹、生花生米，拌匀，注入适量清水，盖上锅盖，大火煮开后转小火煮1小时。

4.揭开锅盖后，加入盐、鸡精，拌匀入味即可。

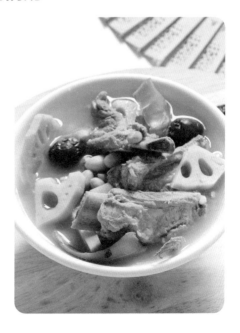

# 红薯

## ——健脾养胃，润肠通便

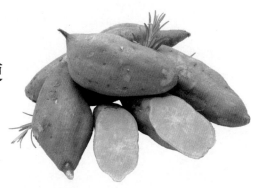

### — 性味归经

性平，味甘。归脾、胃经。

### — 营养成分

含有膳食纤维、胡萝卜素、维生素A、B族维生素、维生素C、维生素E，以及钾、铁、铜、硒、钙等营养成分。

### — 营养功效

红薯具有补虚乏、益气力、健脾胃、强肾阴，及和胃、暖胃、益肺等功效。常吃红薯能防止肝脏和肾脏中的结缔组织萎缩，预防结缔组织病的发生。红薯所含膳食纤维的量相当于米、面中所含的10倍，能加快消化道蠕动，有助于排便，清理消化道。

### 食用注意

患有胃溃疡、消化能力差或者胃酸分泌过多的人不宜吃红薯。红薯忌与柿子、鸡蛋、西红柿同吃。表面有伤的红薯不要买，容易腐烂。红薯不宜与土豆储存在一起，容易使红薯产生硬心。

### 健康吃法

生红薯所含的淀粉很难被消化、吸收，有可能使人消化不良而出现腹胀、打嗝儿，因此不宜生吃。可以选择煮、蒸、烤等烹调方式，熟红薯中的淀粉会发生变化，相较生红薯更易消化。

---

### 健康搭配

**红薯+牛奶**
预防便秘，补钙

**红薯+大米**
健脾养胃，润肠通便

# 小米红薯坚果饭

**原料：** 小米、红薯各150克，核桃仁、葡萄干各20克，薄荷叶少许。

**制作：**

1.红薯洗净，去皮，切成块。小米淘洗干净。

2.葡萄干用清水冲洗干净，沥干水分备用。

3.将小米和红薯块一起放入电饭锅内，搅拌均匀，加入适量的水，选择"煮饭"模式，开始烹煮。

4.待小米饭煮熟，盛入碗中，加入葡萄干和核桃仁，再点缀上清洗干净的薄荷叶即可。

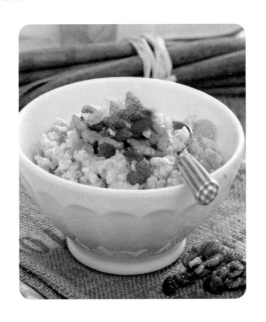

# 清蒸红薯

**原料：** 红薯350克。

**制作：**

1.洗净去皮的红薯切滚刀块，装入蒸盘中，待用。

2.蒸锅上火烧开，放入蒸盘，盖上锅盖，用中火蒸约20分钟，至红薯块熟透即可。

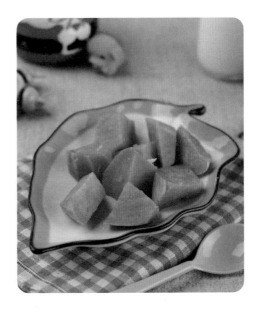

# 胡萝卜

## ——促进消化，补中健胃

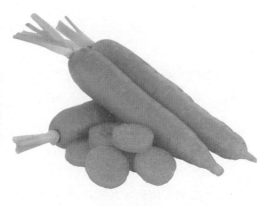

### 性味归经

性平，味甘。归心、肺、脾、胃经。

### 营养成分

富含蛋白质、脂肪、碳水化合物、胡萝卜素、B族维生素、维生素C。

### 营养功效

胡萝卜具有健脾胃、补肝明目、清热解毒、壮阳补肾、透疹、降气止咳等功效，对肠胃不适、便秘、营养不良、性功能低下者及患有麻疹、百日咳、夜盲症等疾病的人有食疗作用。脾虚食少、体虚乏力、消化不良的人适当食用胡萝卜，有很好的健脾和中、促进消化的作用。

### 食用注意

胡萝卜具有良好的助消化作用，但脾胃虚寒者、患有慢性胃炎和胃溃疡者不宜多食。胡萝卜不宜和白萝卜同吃，会让二者的营养价值同时降低。

### 健康吃法

胡萝卜的做法多种多样，榨汁、小炒、煲汤等都是不错的选择。胡萝卜中含有大量胡萝卜素，油炒或与肉同炖能更好地激发胡萝卜素的释放，使其食用价值更高。

### 健康搭配

**胡萝卜+小米**
促进消化，改善便秘

**胡萝卜+猪肉**
补气养血，清肝明目

## 肉末胡萝卜炒青豆

**原料：** 肉末90克，青豆90克，胡萝卜丁100克，姜末、蒜末、葱末少许。

**调料：** 盐3克，鸡精少许，生抽4毫升，水淀粉、食用油适量。

**制作：**

1.胡萝卜丁、青豆分别焯水待用。

2.用油起锅，倒入备好的肉末，炒松散，倒入姜末、蒜末、葱末，淋入少许生抽，拌炒片刻。

3.倒入焯过水的食材，放入盐、鸡精调味，翻炒至食材熟透，淋入少许水淀粉，炒匀即可。

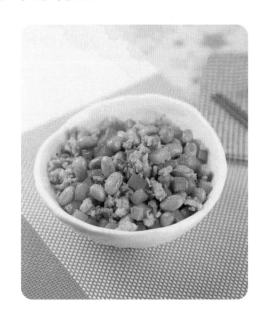

## 胡萝卜猪肝粥

**原料：** 胡萝卜片90克，猪肝90克，水发大米300克，葱花少许。

**调料：** 盐3克，鸡精3克，胡椒粉4克。

**制作：**

1.锅内注水烧开，倒入猪肝煮至熟软，捞出切碎待用。

2.砂锅注水烧开，倒入水发大米，煮开后转小火煮约30分钟至大米熟软。

3.倒入猪肝、胡萝卜片拌匀，继续煮5分钟。

4.加入鸡精、盐、胡椒粉，拌匀调味，撒上葱花即可。

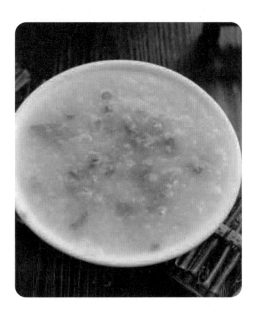

# 香菇

## ——促进食欲，预防便秘

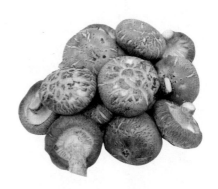

### — 性味归经

性平，味甘。归肝、胃经。

### — 营养成分

富含蛋白质、钙、铁、磷、钾、B族维生素、维生素C、维生素D，还含有多种氨基酸、胆碱、腺嘌呤等成分。

### — 营养功效

香菇具有补肝肾、健脾胃、益气血、益智安神、美容养颜之功效，对食欲不振、身体虚弱、小便失禁、大便秘结、形体肥胖及患有肿瘤疮疡、贫血、佝偻病、肝硬化等疾病的人有一定的疗效。香菇富含多种维生素和矿物质，对促进人体新陈代谢、提高免疫力有很大作用。香菇含有一种特有的成分——麦甾醇，它可以转化为维生素D，促进人体内钙质的吸收，对骨骼和牙齿的发育十分有益。

### 食用注意

香菇虽好，但食用起来也有禁忌，要注意合理搭配。鹌鹑肉与香菇相克，不宜同食，否则可能会发生血管痉挛。此外，脾胃寒湿气滞者慎食。

### 健康吃法

干香菇适合煲汤，尤其适合炖鸡、炖肉，烹饪前用温水泡发1~2小时。鲜香菇可小炒、煮汤、熬粥。

---

**健康搭配**

**香菇+西蓝花**
滋补元气，增进食欲

**香菇+鸡肉**
扶正补虚，健脾开胃

# 香菇油菜

**原料：** 油菜300克，鲜香菇100克。

**调料：** 盐3克，鸡精3克，生抽5毫升，水淀粉、食用油适量。

**制作：**

1.鲜香菇洗净去蒂，切片；油菜洗净。

2.锅中注水烧开，加入少许盐、食用油，分别将鲜香菇和油菜焯水。

3.另起锅，淋入食用油，加入盐、鸡精、生抽，倒入少许清水，放入鲜香菇，快速翻炒均匀，加入水淀粉勾芡。

4.油菜摆好盘，将炒好的鲜香菇和芡汁浇在油菜上即可。

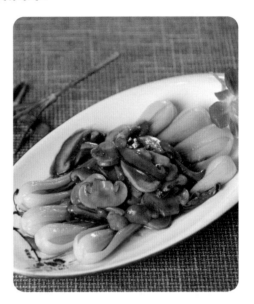

# 香菇肉片汤

**原料：** 鲜香菇100克，瘦肉80克，姜片少许。

**调料：** 盐3克，鸡精3克，食用油适量。

**制作：**

1.鲜香菇洗净，切成片；瘦肉切成片。

2.炒锅注油烧热，放入姜片爆香，倒入适量清水，放入鲜香菇，拌匀，用大火烧开后继续煮2分钟至熟。

3.揭开锅盖，放入盐、鸡精，倒入肉片，搅拌均匀，用大火煮2分钟至肉片熟透即可。

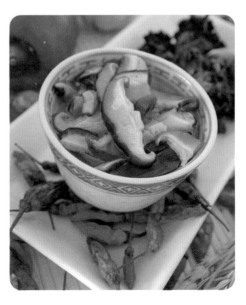

# 西红柿

## ——降低血脂，抵抗真菌

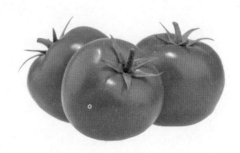

### — 性味归经

性凉，味甘、酸。归肺、肝、胃经。

### — 营养成分

富含番茄碱、维生素A、B族维生素、维生素C、有机酸及钙、镁、钾、钠、磷、铁等成分。

### — 营养功效

西红柿具有生津止渴、健胃消食、平肝凉血、清热解毒、降低血压等功效，对消化不良、高血压、肾脏疾病等有良好的辅助治疗作用。西红柿中含有人体需要的苹果酸、柠檬酸，这两种成分可增进食欲，促进胃酸分泌，帮助消化，增强肠胃的吸收功能。

### 食用注意

急性肠炎、菌痢及溃疡活动期的病人不宜食用西红柿。烹饪西红柿时，要等快下锅时再将西红柿切块，这样可以有效防止营养成分的流失。凉拌西红柿腌渍的时间不宜过长，否则容易滋生细菌，对身体有害。

### 健康吃法

可以生食、煮食，或加工制成番茄酱、番茄汁。

---

**健康搭配**

**西红柿+芹菜**
健胃消食

**西红柿+菜花**
助消化，润肠通便

# 西红柿疙瘩汤

**原料：** 西红柿块100克，鸡蛋液70克，面粉180克，香菜少许。

**调料：** 盐、鸡精各1克，胡椒粉2克，食用油适量。

**制作：**

1. 面粉中分次加入约20毫升清水，搅拌至面疙瘩状，待用。

2. 起锅烧油，倒入西红柿块，翻炒均匀，注入适量清水，煮沸，倒入面疙瘩，加入盐、鸡精，搅拌均匀。

3. 鸡蛋液搅散，倒入锅中，搅成蛋花，撒入胡椒粉拌匀，盛出撒上香菜即可。

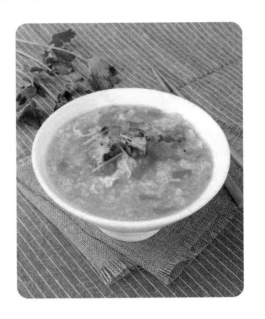

# 西红柿面

**原料：** 西红柿100克，龙须面150克，清鸡汤400毫升。

**调料：** 食用油少许。

**制作：**

1. 在洗净的西红柿上划上十字花刀，放入沸水中，略煮片刻后捞出，放入凉水中浸泡片刻，去皮切丁备用。

2. 锅中注水烧开，加入龙须面，煮至熟软捞出，沥水，装入碗中待用。

3. 热锅注油，放入西红柿丁，翻炒片刻，倒入清鸡汤略煮，关火后将煮好的汤料盛入面中即可。

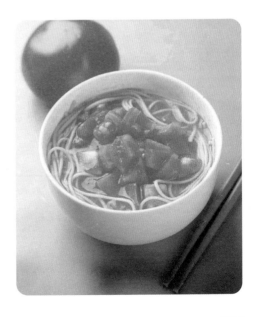

# 油菜

## ——消肿止血，润肠通便

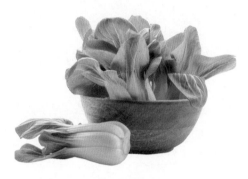

### — 性味归经

性温，味辛。归肝、肺、脾经。

### — 营养成分

含有丰富的钙、铁、钾、维生素A、维生素C、β-胡萝卜素、膳食纤维等成分。

### — 营养功效

油菜含有丰富的膳食纤维，具有润肠通便的功效，能够促进肠道蠕动，缓解便秘。油菜中含有维生素C和叶酸，能够降低胆固醇，减少脂类的吸收，降低血脂，保护心血管。此外，油菜中还含有大量的钙质，能够强健骨骼，促进儿童生长发育。

### 食用注意

油菜在多种本草书上均被载为发物，因此眼疾、疥疮、狐臭等慢性病患者要少食。油菜也有可能成为过敏原，对油菜过敏者要谨慎食用。

### 健康吃法

油菜的烹饪时间不宜过长，同时也要注意，不应把油菜切好后久放，而应立即烹调。油菜适宜用旺火爆炒，这样既可保持鲜脆，又可使其营养成分不被破坏。

---

**健康搭配**

**油菜+豆腐**
消肿解毒，宽肠通便

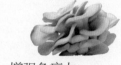

**油菜+蘑菇**
促进新陈代谢，增强免疫力

# 清炒油菜

**原料：** 油菜100克，红椒20克，蒜末适量。

**调料：** 盐2克，鸡精3克，食用油适量。

**制作：**

1.红椒洗净切块，油菜洗净掰开。

2.热锅注油，加入蒜末爆香，倒入油菜炒至断生。

3.倒入红椒块，加入盐、鸡精，炒匀入味，装盘即可。

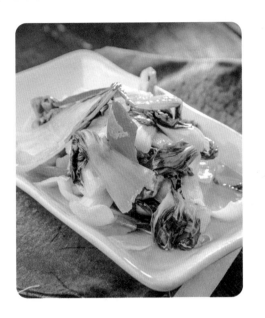

# 鸽子蛋蔬菜汤

**原料：** 鸽子蛋2个，油菜50克，肉末100克。

**调料：** 食用油、盐适量。

**制作：**

1.油菜洗净，切成两段。

2.鸽子蛋放入沸水锅中煮8分钟后，捞出放入凉水中，剥壳，对半切开备用。

3.锅烧热，加入适量食用油，下肉末炒至变色，加入适量水，煮沸后加入油菜、鸽子蛋，加入适量盐调味，水开后即可盛出食用。

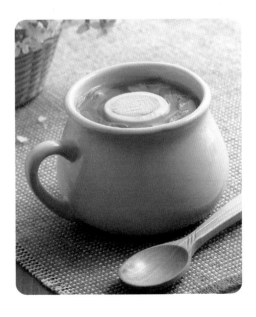

# 山楂

## ——健脾开胃，增进食欲

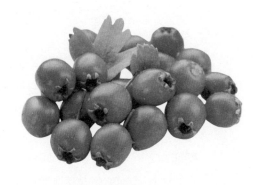

### — 性味归经

性微温，味酸、甘。归肝、胃、脾经。

### — 营养成分

含有碳水化合物、维生素、胡萝卜素、蛋白质、苹果酸、柠檬酸、钙、铁等。

### — 营养功效

山楂具有健脾开胃、消食化滞、活血化瘀、理气化痰、收敛止泻、杀菌等功效。

山楂所含的大量维生素C和酸类物质，可促进胃酸分泌，增加消化酶的分泌，从而帮助消化。山楂具有活血化瘀的功效，有助于消除局部瘀血，对跌打损伤也有辅助治疗作用。山楂中还含有平喘化痰、抑制细菌、治疗腹痛腹泻的成分。

### 食用注意

孕妇、儿童、胃酸分泌过多者，病后体虚及患牙病者不宜食用。山楂只消不补，脾胃虚弱者不宜多食。山楂富含鞣酸，能刺激胃酸分泌，不宜空腹食用，也不宜与海产品同食。

### 健康吃法

生山楂中含有的鞣酸与胃酸结合会形成胃石，影响肠胃的蠕动及消化，容易导致胃溃疡、胃出血甚至胃穿孔，因此建议将山楂煮熟后再食用。

---

**健康搭配**

山楂+陈皮
理气健脾，燥湿化痰

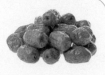

山楂+红枣
健脾消食，补气血

# 鸡内金山楂瘦肉汤

**原料：** 猪瘦肉250克，鸡内金、陈皮、干山楂、桂圆肉、姜片少许。

**调料：** 盐、鸡精各2克，料酒5毫升。

**制作：**

1.将洗好的猪瘦肉切块，放入凉水锅，煮沸焯去血水。

2.砂锅中注水烧热，倒入桂圆肉、姜片、鸡内金、陈皮、干山楂，用大火煮沸，再倒入猪瘦肉，淋入少许料酒，烧开后用小火煮40分钟至食材熟透。

3.加入适量盐、鸡精，搅拌均匀即可。

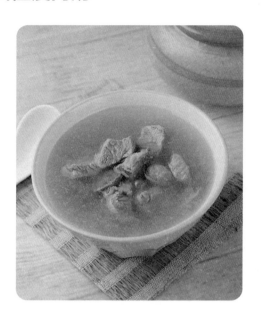

# 山楂陈皮饮

**原料：** 鲜山楂30克，陈皮5克。

**调料：** 冰糖适量。

**制作：**

1.洗净的鲜山楂去除头尾，切开，去除果核，把果肉切成丁。

2.砂锅中注水烧开，放入洗净的陈皮，倒入山楂丁，盖上锅盖，煮沸后用小火煮15分钟至食材析出有效成分。

3.揭开锅盖，加入适量冰糖，搅拌至冰糖完全溶化即可。

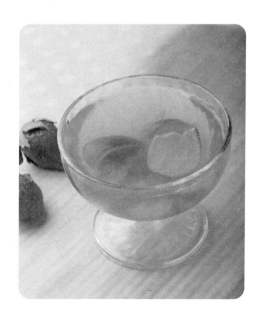

# 苹果

## ——健脾补气，养肠胃

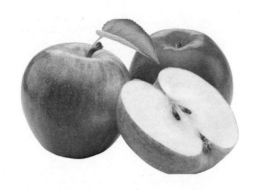

### 一 性味归经

性凉，味甘、微酸。归脾、肺经。

### 一 营养成分

富含碳水化合物、蛋白质、脂肪、磷、铁、钾、苹果酸、奎尼酸、柠檬酸、酒石酸、鞣酸、果胶、纤维素、B族维生素、维生素C等。

### 一 营养功效

苹果具有健脾益胃、润肺除烦、养心益气、润肠止泻、生津止渴、消食顺气、抗氧化、抗衰老、醒酒等功效，对脾胃虚弱所致的恶心、呕吐、腹痛、腹胀、食欲不振、消化不良有很好的食疗效果。

### 食用注意

苹果削了皮之后容易氧化，可以将削了皮的苹果放到凉开水里，这样既可防止果肉氧化，又可使苹果清脆香甜。

### 健康吃法

未经加热的苹果有通便的作用，煮过的苹果则有收敛、止泻的功效，因此建议便秘患者多吃一些新鲜的苹果，而腹泻的患者不妨把苹果煮熟了再吃。苹果含大量的鞣酸和果胶，果皮中鞣酸含量更丰富，而果肉内，特别是近果皮处，果胶含量相对丰富，因此吃苹果时最好连皮一起吃。

### 健康搭配

**苹果+牛奶**
防癌抗癌，生津除热

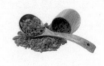

**苹果+枸杞子**
有利于营养吸收

## 苹果红薯粥

**原料：** 苹果1个，红薯50克，水发糯米100克。

**调料：** 白糖5克。

**制作：**

1.苹果洗净，去皮、去核，切成丁；红薯洗净去皮，切成丁。

2.砂锅中注入适量清水，倒入水发糯米、苹果丁、红薯丁，大火煮开后转小火煮30分钟至食材熟软。

3.加入白糖，搅拌均匀即可。

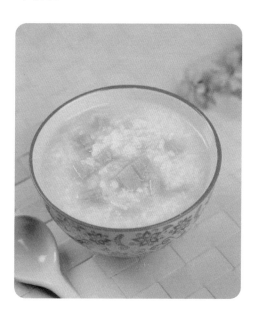

## 胡萝卜苹果泥

**原料：** 胡萝卜50克，苹果40克。

**制作：**

1.苹果去皮、去核，切小丁；胡萝卜切小薄片。

2.将切好的苹果和胡萝卜放入蒸锅，蒸20分钟，直至食材软烂。

3.将蒸熟的食材搅拌至呈细腻的泥状即可。

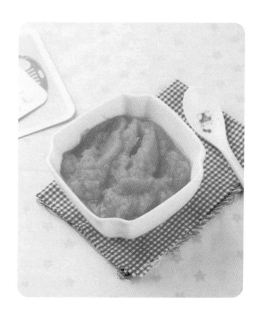

# 草莓

## ——健脾生津，增强体质

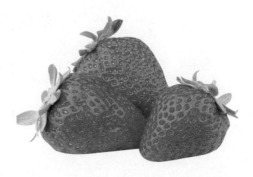

### — 性味归经

性凉，味甘、酸。归肺、脾经。

### — 营养成分

含有果糖、蔗糖、蛋白质、柠檬酸、苹果酸、水杨酸、氨基酸、钙、磷、铁、钾、锌及维生素C、维生素A等多种营养成分。

### — 营养功效

草莓具有生津润肺、养血润燥、健脾、解酒的功效，可以用于干咳无痰、烦热干渴、积食腹胀、小便浊痛、醉酒等情况的治疗。草莓中还含有一种胺类物质，对白血病、再生障碍性贫血等血液病有辅助治疗作用。草莓所含的丰富维生素有消除便秘、降低胆固醇的作用。

### 食用注意

草莓味甘、酸，性凉，肠胃不好的人过多食用容易造成胃酸分泌过多，加重脾胃负担，甚至引起腹泻，不利于健康。

### 健康吃法

草莓清洗起来不是很方便，所以在吃之前，建议先用盐水浸泡，然后冲洗干净再吃。草莓含有大量易被高温破坏的维生素C，因此不宜在加热的情况下食用，否则会造成营养物质的流失。

---

**健康搭配**

**草莓+红糖**

利咽润肺

**草莓+蜂蜜**

补虚养血

## 樱桃草莓汁

**原料：** 草莓95克，樱桃100克。

**调料：** 蜂蜜30克。

**制作：**

1.洗净的草莓对半切开，再切成小块；洗净的樱桃对半切开，剔去核。

2.备好榨汁机，倒入切好的草莓、樱桃，倒入适量的凉开水，榨成汁。

3.将榨好的汁倒入杯中，调入蜂蜜，搅拌均匀即可。

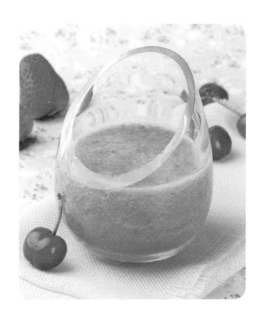

## 草莓蓝莓糙米稀饭

**原料：** 水发糙米200克，蓝莓40克，草莓40克。

**调料：** 白糖3克。

**制作：**

1.蓝莓洗净，草莓洗净后切成小块。

2.砂锅里注水烧开，放入水发糙米拌匀，盖上锅盖，烧开后用小火煮30分钟至糙米熟软。

3.揭开锅盖，倒入草莓块、蓝莓，加入适量白糖拌匀。

4.关火后将煮好的稀饭盛入碗中即可。

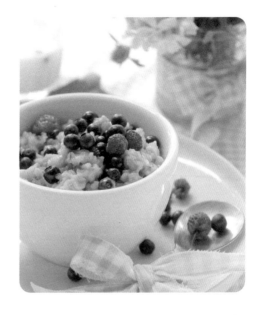

# 红枣

## ——健脾益胃，补血益气

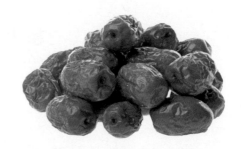

### — 性味归经

性温，味甘。归心、脾、胃经。

### — 营养成分

含有氨基酸、碳水化合物、有机酸、维生素A、维生素C、维生素$B_2$及钙、磷、铁等。

### — 营养功效

红枣具有补中益气的功效，能够缓解倦怠无力、中气下陷、动辄气喘等症状。红枣中铁元素含量丰富，可以促进血红蛋白生成，增加红细胞携氧量，使面部气色变红润。红枣中含有的黄酮类成分有一定的镇静安神作用，可用于调理心神不宁、失眠多梦等症状。红枣归心、脾、胃经，适量食用能够促进脾胃运化，改善腹泻、呕吐、食欲不振、脾胃虚弱等病症。

### 食用注意

生吃红枣时，枣皮容易滞留在肠道中，不易排出，影响肠胃消化，摄入过量易引起肠胃胀气。红枣味甘，性温，容易生痰生湿，因此痰湿壅盛的人不宜多食。

### 健康吃法

红枣中含有大量的铁元素，对缺铁性贫血有一定的疗效，但如果只靠吃红枣来补血，效果甚微，若想达到最佳的补血效果，应该搭配一些葡萄干、桂圆等。

---

**健康搭配**

**红枣+桂圆**
补虚健体

**红枣+南瓜**
补中益气，收敛肺气

## 红枣桂圆鸡汤

**原料：** 鸡半只，桂圆肉20颗，红枣15枚，姜2片。

**调料：** 盐适量。

**制作：**

1.鸡剁成大块，放入开水锅中煮沸，焯去血水，捞出待用。

2.桂圆肉、红枣洗净。

3.把所有原料放入砂锅中，加入适量水，大火煮开后转小火炖1小时。

4.加入适量盐，拌匀，继续用小火炖30分钟即可。

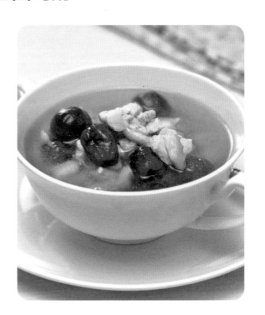

## 白扁豆红枣黑米粥

**原料：** 白扁豆30克，红枣8枚，黑米100克。

**制作：**

1.白扁豆、黑米分别提前浸泡1小时，红枣洗净。

2.将所有原料放入电饭锅中，加入适量水，调到煮粥模式，煮成粥即可。

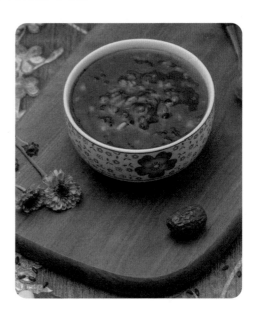

# 莲子

## ——补脾益气，养心安神

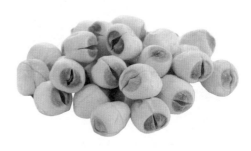

### ━ 性味归经

性平，味甘、涩。归心、脾、肾经。

### ━ 营养成分

含有丰富的蛋白质、脂肪、碳水化合物及钙、磷、钾等人体所需的营养物质。

### ━ 营养功效

莲子具有补中益气、健脾、滋阴降火、交通心肾的功效，有助于缓解心肾不交引起的心悸、失眠、多梦、健忘及脾虚引起的少食等症状。莲子甘涩之味能益肾而固精，对肾虚而下焦不固引起的遗精、带下、滑精、泄泻等病症有治疗作用。

### 食用注意

莲子具有止泻的功效，便秘的病人不宜食用，否则容易加重病情。每次吃莲子的量不宜过大，也不要长期食用，否则容易对胃肠道造成较大的刺激。莲子不宜与寒性较大的食物一起食用，胃虚寒的病人宜少吃。

### 健康吃法

莲子的吃法很多，将莲子煮熟后直接吃是最简单且最营养的一种吃法，可以让人体较大程度地吸收其所含的营养成分。

---

**健康搭配**

**莲子+银耳**

养阴清热，润燥

**莲子+桂圆**

补中益气，养心安神

## 莲子枸杞子粥

**原料：** 水发大米100克，水发莲子40克，枸杞子8克。

**调料：** 冰糖5克。

**制作：**

1.砂锅里注水烧开，倒入水发大米，盖上锅盖，煮开后转小火煮约30分钟至大米熟软。

2.揭开锅盖，倒入莲子、枸杞子拌匀，继续煮5分钟。

3.加入冰糖，拌煮片刻，至食材入味后盛入碗中即可。

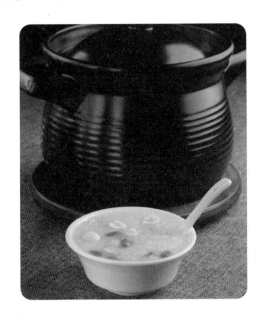

## 莲子百合汤

**原料：** 鲜百合35克，水发莲子50克。

**调料：** 冰糖5克。

**制作：**

1.洗净的水发莲子去心。

2.砂锅中注水烧开，倒入水发莲子，盖上锅盖焖煮至熟透，再加入洗净的鲜百合煮沸。

3.将莲子、鲜百合盛入汤盅，放入已预热好的蒸锅，放入冰糖，盖上锅盖，用慢火蒸30分钟即可。

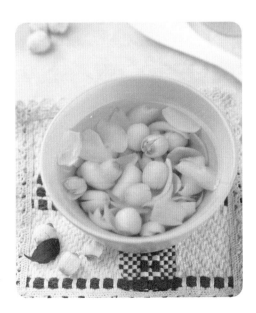

# 板栗

## ——健脾养胃，强筋活络

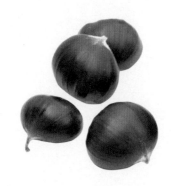

### — 性味归经

性温，味甘。归脾、胃、肾经。

### — 营养成分

富含蛋白质、碳水化合物、脂肪、钙、磷、铁、锌、多种维生素等营养成分。

### — 营养功效

板栗具有益气健脾、补肾强筋等功效。有由脾胃虚弱所导致的恶心、呕吐、消化不良、腹痛、腹胀、泛酸、胃灼热等症状的患者，适当食用板栗后，板栗可以通过滋补脾经和胃经而起到很好的益气健脾、增进消化的效果。

### 食用注意

板栗不好消化，不能一次吃太多，便秘患者也不宜多吃。脾胃虚寒者不宜生吃栗子，应该将栗子煨食、炒食。

### 健康吃法

栗子可炒可煮，吃法繁多，比如用栗子、红枣、茯苓、大米煮粥喝，比较营养且好消化。

---

**健康搭配**

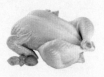

**板栗+鸡肉**
补肾虚，益脾胃

**板栗+红枣**
增强体质，补气养血

## 板栗焖鸡

**原料：** 鸡半只，板栗肉200克，红椒块、青椒块、洋葱各20克，姜片10克。

**调料：** 盐3克，生抽15毫升，老抽5毫升，料酒10毫升，食用油适量。

**制作：**

1.鸡洗净后斩成小块，倒入冷水锅中，煮沸加料酒，焯去血水后捞出待用。

2.起油锅，放入姜片爆香，倒入鸡块炒匀，淋入料酒炒香，倒入板栗肉、红椒块、青椒块、洋葱，炒匀，放盐、生抽、老抽，炒匀，加适量清水煮沸，转入砂锅煮沸，加盖转小火焖20分钟即可。

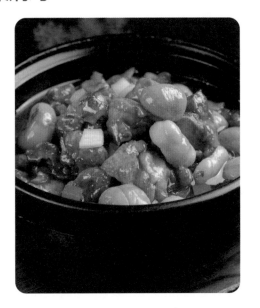

## 御膳四宝

**原料：** 核桃仁50克，红腰豆60克，板栗50克，腰果30克。

**调料：** 冰糖20克。

**制作：**

1.红腰豆提前浸泡2小时。

2.锅内注水烧开，放入红腰豆、核桃仁、板栗、腰果，盖上锅盖，小火煮约30分钟至锅中食材熟软。

3.揭开锅盖，撒入冰糖，再盖好锅盖，焖煮约2分钟至冰糖完全融入汤汁中。

4.揭开盖子后关火，将食材盛入碗中即可。

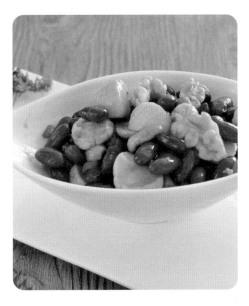

# 牛肉

## ——滋养脾胃，强健筋骨

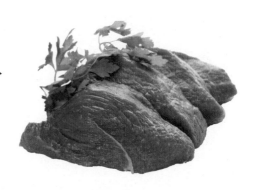

### — 性味归经

性平，味甘。归脾、胃经。

### — 营养成分

富含蛋白质、脂肪、维生素 $B_1$、维生素 $B_2$、钙、磷、铁等，还含有多种特殊的成分，如肌醇、黄嘌呤、牛磺酸等。

### — 营养功效

牛肉补脾胃、益气血、强筋骨，对于中气下陷、气短体虚、筋骨酸软的人来说，具有强身健体、增强免疫力、促进蛋白质代谢和合成等功效，对产后、病后及肾阳虚的人还能起到补中益气、强筋壮骨的作用。多吃牛肉还有助于肌肉生长。

### 食用注意

牛肉的肌肉纤维粗糙，较难消化，消化能力较差的人不宜多食，否则易出现消化不良的症状。此外，牛肉含有大量蛋白质，在吸收和利用的过程中会产生大量尿酸、尿素等物质，肝肾功能异常者不宜食用。

### 健康吃法

牛肉最营养的状态是刚刚烧熟，蛋白质已经熟化，有利于人体吸收。家庭烹饪牛肉，若爆炒，短时间内就要出锅。

---

**健康搭配**

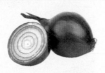

**牛肉+洋葱**
补脾健胃

**牛肉+南瓜**
补脾胃，益气血，强筋骨

## 西红柿牛肉汤

**原料：**西红柿50克，牛肉100克。

**调料：**盐3克，鸡精2克。

**制作：**

1.西红柿切块，牛肉切块。

2.锅内注水倒入牛肉，烧开，焯去血水，捞出待用。

3.砂锅内注水烧开，倒入牛肉，中火煮20分钟。

4.倒入西红柿拌匀，中火煮10分钟，加盐、鸡精拌匀即可。

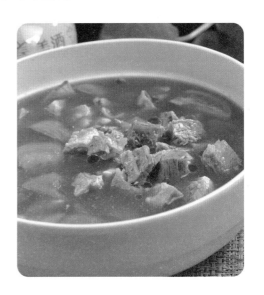

## 南瓜烩牛肉

**原料：**南瓜1个，牛肉300克，胡萝卜块100克，芹菜段100克。

**调料：**盐3克，鸡精3克，料酒5毫升，生抽5毫升，老抽5毫升。

**制作：**

1.南瓜切掉顶部，掏空，做成南瓜盅。

2.牛肉洗去血水，用高压锅压熟，切成块，和胡萝卜块、芹菜段同放入砂锅内，加入适量水，倒入调料拌匀，煮沸。

3.把牛肉汤盛入南瓜盅内，盖上南瓜盅顶，放入蒸锅内蒸30分钟即可。

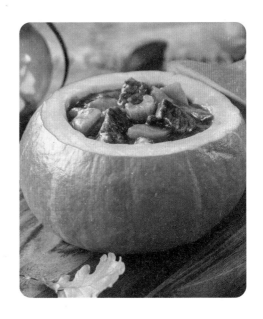

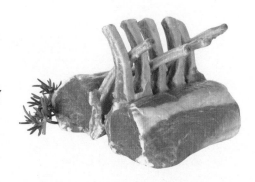

# 羊肉

## ——健脾益气，温阳补肾

### — 性味归经

性热，味甘。归脾、胃、肾经。

### — 营养成分

富含蛋白质，脂肪含量较少，并且还含有丰富的维生素B$_1$、维生素B$_2$、维生素B$_6$及钙、铁、锌等营养元素。

### — 营养功效

羊肉是最适合冬天食用的肉类食物，温补效果较为显著，可以补气补肾，缓解由肾虚引起的乏力、腰膝酸软、头晕、性欲减退、手脚冰冷，还可以强筋健骨、调理脾胃，尤其是对于脾胃虚寒的人群来说，能够健脾益气。寒冬常吃羊肉可益气补虚，促进血液循环，使皮肤红润，增强御寒能力。羊肉还可促进消化酶的分泌，保护胃黏膜，帮助消化。

### 食用注意

暑热天气或发热病人慎食；患有水肿、骨蒸、疟疾、外感风寒、牙痛及一切热性病者禁食。此外，经常口舌糜烂、眼睛红、口苦、烦躁、咽喉干痛、牙龈肿痛者，或腹泻者，或服用中药中有半夏、石菖蒲者，均忌吃羊肉。

### 健康吃法

羊肉是温热性的食物，常吃容易上火，因此吃羊肉时要搭配凉性的蔬菜，能起到清凉、解毒、去火的作用。

---

**健康搭配**

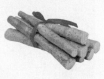

**羊肉+山药**
健脾胃

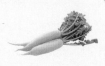

**羊肉+白萝卜**
增强抗病能力

# 山药羊肉汤

**原料：** 羊肉300克，山药块250克，葱段、姜片、香菜叶少许。

**制作：**

1.锅中注水烧开，倒入洗净的羊肉，煮2分钟后捞出过冷水，切成厚片，装盘备用。

2.砂锅中注水烧开，倒入山药块、葱段、姜片、羊肉，搅匀，用大火煮开后转至小火炖煮约40分钟。

3.揭开锅盖，捞出煮好的羊肉片，装入碗中，浇上锅中煮好的汤汁，撒上香菜叶即可。

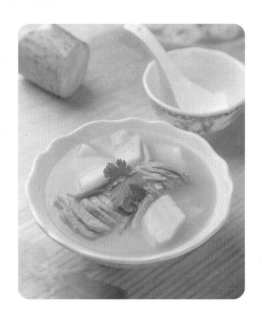

# 花生炖羊肉

**原料：** 羊肉400克，花生仁150克，葱段、姜片，香菜叶少许。

**调料：** 盐、鸡精各3克，生抽、料酒各10毫升，食用油适量。

**制作：**

1.洗净的羊肉切块，放入沸水锅中，余煮至变色，捞出待用。

2.热锅注油烧热，放入姜片、葱段爆香，放入羊肉块，炒香，加入料酒、生抽，注入300毫升清水，倒入花生仁，撒上盐、鸡精，加盖，大火煮开后转小火炖30分钟，盛出撒上香菜叶即可。

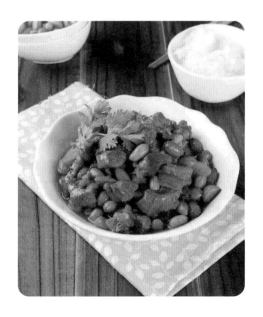

# 鸡肉
## ——温中补脾，益气养血

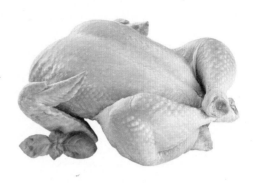

## ── 性味归经

性平、温，味甘。归脾、胃经。

## ── 营养成分

富含蛋白质、脂肪、碳水化合物、维生素$B_1$、维生素$B_2$、烟酸、钙、磷、铁及钾、钠、氯、硫等。

## ── 营养功效

鸡肉具有温中益气、补精填髓、益五脏、补虚损、健脾胃、强筋骨的功效。鸡肉中含有丰富的优质蛋白质以及微量元素，能促进红细胞生成、调节免疫力，有增强体质、改善肝肾系统功能的效果。鸡肉性温，脾胃虚寒者适当食用能够温中养胃，增强脾胃功能。

### 食用注意

鸡肉性温，痰湿偏重、热毒疖肿、大便秘结者食用后容易加重病情。鸡肉的蛋白质和脂肪含量都相对较高，肥胖症、高血压、高脂血症病人不宜多吃。

### 健康吃法

鸡皮和鸡肉之间有一层薄膜，它在保持肉质水分的同时也防止了脂肪的外溢。因此，应该在烹饪后再将鸡肉去皮，这样不仅可减少脂肪外溢，还保证了味道的鲜美。

### 健康搭配

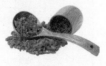

**鸡肉+枸杞子**
补五脏，益气血

**鸡肉+人参**
健脾养胃，提高免疫力

## 胡萝卜鸡肉饼

**原料：** 鸡胸肉70克，胡萝卜30克，面粉100克。

**调料：** 盐2克，鸡精、食用油适量。

**制作：**

1.鸡胸肉剁成泥，胡萝卜洗净切碎。

2.取一个大碗，倒入鸡肉泥、胡萝卜，加入少许盐、鸡精，加少许温水，倒入适量面粉，加入食用油，搅拌成面糊状。

3.煎锅烧热，淋入少许食用油，放入面糊，摊开、铺平，呈饼状，用中火煎至两面金黄即可。

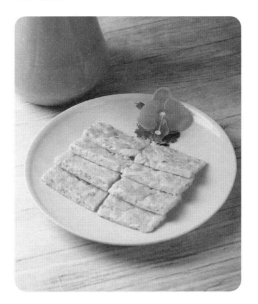

## 西红柿鸡肉汤

**原料：** 鸡胸肉200克，西红柿70克，姜片10克，葱花5克。

**调料：** 盐3克。

**制作：**

1.鸡胸肉洗净切成片，西红柿洗净切块。

2.将鸡胸肉、西红柿放入砂锅中，再放入姜片、盐，注入适量清水拌匀，盖上锅盖，大火煮开后转小火煮约30分钟。

3.关火，倒入备好的葱花拌匀，盛入碗中即可。

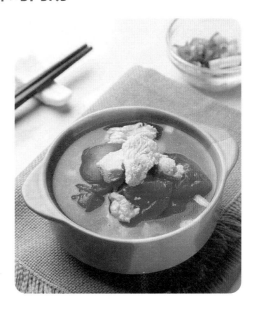

# 鲫鱼

## ——健脾利湿，和中开胃

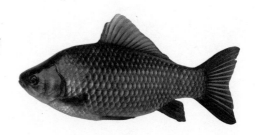

### — 性味归经

性平，味甘。归脾、胃、大肠经。

### — 营养成分

含有蛋白质、脂肪、维生素A、B族维生素、钙、磷、铁等营养成分。

### — 营养功效

鲫鱼具有健脾利湿、和中开胃、活血通络、温中降气的功效，对脾胃虚弱、水肿、溃疡、支气管炎、哮喘、糖尿病等疾病有很好的滋补食疗作用。鲫鱼中所含的蛋白质质优，易于消化吸收，常食鲫鱼可增强抗病能力。

### 食用注意

鲫鱼属于易引发过敏的食物，过敏体质或有过敏史者应慎食。

### 健康吃法

鲫鱼肉嫩味鲜，可煮粥、煲汤、清蒸、红烧等，尤其适合做汤，鲫鱼汤不但味香汤鲜，而且能很大程度地保留其营养价值，具有较强的滋补作用。但鲫鱼有很多细小的鱼刺，孩子吃的时候家长要注意帮孩子把鱼刺挑干净。

### 健康搭配

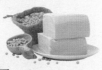

**鲫鱼+豆腐**
化痰止咳，健脾养胃

**鲫鱼+花生**
健脾胃，利水消肿

## 鲫鱼鲜汤

**原料：** 鲫鱼2条，姜片、葱结适量。

**调料：** 盐、鸡精、胡椒粉、黄酒、食用油适量。

**制作：**

1.将杀好的鲫鱼去鳞，清洗干净，鱼身内外轻拍少许盐及胡椒粉，鱼腹内塞入葱结及部分姜片，腌制10分钟。

2.热锅注油，下姜片煸香，放入鲫鱼，煎至双面微黄。添加足量清水，淋入黄酒，煮开后转中火继续煮15分钟左右，加入盐、鸡精拌匀即可。

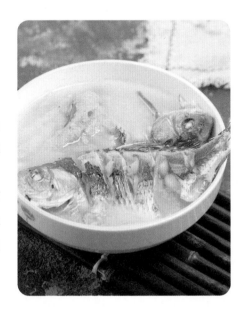

## 鲫鱼蒸蛋

**原料：** 鲫鱼1条，鸡蛋3个，姜丝、葱花适量。

**调料：** 盐3克，料酒、食用油适量。

**制作：**

1.鲫鱼去鳞和内脏，清洗干净，表面打上花刀，用盐、料酒和姜丝腌制10分钟。

2.鸡蛋打入碗中，加入适量的盐和温水搅拌均匀，蛋液和水的比例为1:1.5。

3.将腌制好的鲫鱼放入一个深碗中，再倒入鸡蛋液，淋入少许食用油。

4.将准备好的食材放入烧开的蒸锅中，大火蒸15～20分钟，出锅前撒上葱花即可。

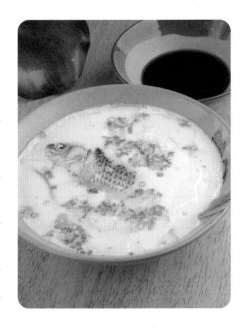

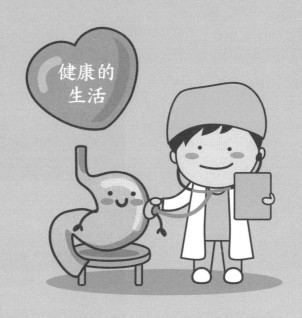

健康的
生活

# 第 4 章

# 中医推拿，
# 在家轻松帮助孩子调脾胃

　　小儿推拿是一种不良反应较少的中医外治法，安全性高，疗效好，已在儿科疾病临床治疗中广泛应用。家长不妨学习一些小儿推拿的基础手法，以达到在家就能帮助孩子健脾消积的目的。

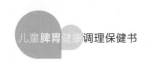

# 家长需要掌握的**推拿常识**

小儿推拿又称小儿按摩，是指在中医基本理论的指导下，运用各种手法刺激穴位，以调节脏腑、疏通经络、调和气血、平衡阴阳的方式来改善儿童体质、提高其抗病能力的一种保健、治疗方式。在儿科临床中，小儿推拿常用于辅助治疗学龄前儿童的咳嗽、便秘、泄泻、呕吐、食欲不振、发热、遗尿等症状。

## 常给孩子做推拿，增强其抗病能力

小儿推拿是中医认识小儿生理病理规律和运用手法防治儿科疾病的独特形式。它疗效显著，易为患儿所接受，对开发儿童智力、促进其生长发育、提高抗病能力及促进儿童健康成长有良好的效果。小儿推拿除了有良好的治疗效果，还有非常好的保健作用。经常进行小儿推拿，可以增强儿童体质，提高儿童的抗病能力。

### ● 推拿能预防疾病

《黄帝内经·素问》中提道："是故圣人不治已病治未病，不治已乱治未乱，此之谓也。"意思是说，医术高明的医生不是在病人生病后再去为其诊治，而是日常就提醒人们要注重调养身体、调理身体阴阳气血的平衡，从而增强抗病能力，预防疾病。所以，在儿童身体健康时进行推拿，可以促进血液循环，并且通过经络的传导，有效激发脏腑的经气，从而改善体质，起到强身保健的作用；而在孩子有生病征兆的时候进行推拿，也能快速地帮孩子做好预防，以抵御疾病侵扰。

### ● 推拿能有效缩短病程

人体的穴位遍布全身，从头顶到脚底都有治疗疾病的相应穴位。孩子生病的时候，对特效穴位进行恰当的按摩能够帮助孩子缓解身体不适，缩短病程，如此一来，疾病自然好得快。

### ● 推拿能促进生长发育

日常的推拿能让孩子的体质得到改善，提高免疫力。晚上入睡后生长激素分泌旺盛，轻柔的按摩手法对提高孩子的睡眠质量也很有帮助，因而有利于孩子的生长发育。

### ● 推拿能稳定情绪

家长给孩子推拿是一种表达与传递爱的活动，在推拿中孩子能感受到温暖与爱，使孩子的情绪稳定、心情舒畅，从而有助于孩子开朗性格的形成。此外，家长在给孩子做推拿时，能够和孩子近距离接触，并且有良好的互动，从而有利于亲子关系的建立。

## 孩子有特定的推拿穴位，和成人不一样

虽然小儿推拿和成人推拿一样，都是以刺激穴位、疏通经络作为防病治病的基础，但是由于小儿的生理结构和生理特点与成人有所不同，小儿推拿具有其自身的特殊性，大多数穴位为小儿推拿的特定穴位。

小儿的穴位呈现为点状、线状、面状，多分布在肘关节以下和头、面部，两手穴位居多，故有"小儿百脉，汇于两掌"之说。这些特定穴位分布在全身各处，既有穴位呈现出点状的，也有随经络走向呈现出线状的，还有随着身体区域性反应而呈现出面状的。例如，一窝风、二扇门、小天心等是点状的；三关、天河水、六腑、攒竹等是线状的；腹部、板门、胁肋等是面状的。

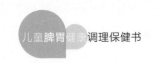
手是身体和脏腑的缩影，通过对手部穴位的推拿，可以调节经络气血，进而达到调节五脏六腑的目的。手部穴位中最具特色、实用且疗效好的是"五经穴"，即脾经、肺经、心经、肝经、肾经，而孩子的五根手指分别与心、肝、脾、肺、肾密切相连，它们的定位分别是：

拇指对应脾经，常给孩子推拿拇指，可以增进食欲。

食指对应肝经，常给孩子推拿食指，可以清泻体内多余的肝火。

中指对应心经，按揉孩子中指，有宁心安神、促进睡眠的功效。

无名指对应肺经，轻揉孩子无名指，可以补肺气，使其不易患呼吸系统疾病。

小指对应肾经，按捏孩子小指，能够补肾强体，让孩子身体长得结实。

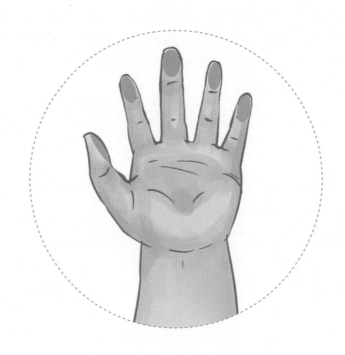

# 小儿推拿应注意的细节

小儿推拿是中医用于治病保健的一种自然疗法，操作手法比较温和，但孩子的皮肤较为娇嫩，脏腑、骨骼、肌肉尚未发育完全，因此在为孩子进行推拿时，推拿手法的选择、推拿的力度、推拿环境的要求、饮食状态等都与成人推拿有所不同。

## ● 推拿前做好准备工作

| | |
|---|---|
| **关注孩子的状态** | 孩子过饥或过饱时，均不适合推拿。孩子哭闹时，要先安抚好孩子，再进行推拿，以达到更好的保健效果。 |
| **环境要舒适** | 给孩子做推拿时需营造一个安静、温暖且舒适的环境与氛围，应选择避风、避强光、噪声小的地方，室内温度维持在20～26℃比较合适。推拿时不要给孩子脱光衣服，以防着凉。在炎热的夏天进行推拿时，可以开风扇或空调，但应避开风口。如果开空调，应保持相对恒温，且温度不宜太低。 |
| **家长要修剪指甲并清洁手部** | 推拿前家长要把指甲剪短，并修剪得圆润一些，摘下戒指、手镯、手表等首饰，洗净双手。 |
| **注意保护好孩子的皮肤** | 孩子皮肤娇嫩，推拿时应避免划伤孩子皮肤。推拿前可在孩子身上涂抹一些痱子粉、滑石粉、按摩油、凡士林、橄榄油等，以起到润滑的作用，既能使推拿手法更加灵活顺畅，也能有效保护好孩子娇嫩的肌肤。 |

## ● 推拿时操作要得当

**推拿顺序有讲究**

一般先按头、面部，之后是上肢，再胸腹腰背，最后是下肢。也可先重点，后一般；或先主穴，后配穴。对于"拿、掐、捏、捣"等强刺激手法，除急救外，一般放在最后操作，以免孩子哭闹不安，影响推拿治疗的进行。操作时间的长短，应因病、因人而异。在临床实践中，推法、揉法、捏法运用较多，摩法用的时间较长。点状穴用指揉法，可用指腹来揉；线状穴、面状穴可用掌心和掌根来揉。

**选择适当姿势**

在推拿时要注意孩子的体位姿势，原则上要以孩子舒适为宜，以消除其紧张感，同时还要便于操作。

**明确诊断，准确选取穴位**

这是推拿中最重要的一点，在进行小儿推拿治疗前，必须有明确的诊断。如果家长不能确定，请先送患儿到医院就诊。每次给孩子推拿时最好只针对一个症状，如果保健和治疗目的太多，推拿的穴位太杂，反而会影响治疗效果。推拿时应根据疾病、保健作用的不同，采用合适的手法，选取适当的穴位，考虑全面，有中心、有重点，才能更好地起到保健治病的作用。

**动作轻柔，力道平稳**

小儿推拿手法的基本要求是均匀、柔和、轻快、持久，动作要轻柔，并且适当放慢速度。力道不应忽轻忽重，宜平稳、缓慢地进行。推拿动作不一定要按部就班照步骤来，可灵活应用，只要让孩子感到舒适即可。冬天给孩子推拿腹部时，最好先将双手搓热。

**推拿时间不宜过长**

一般情况下，小儿推拿一次的时间为10～20分钟。但由于病情差异及孩子的年龄不同，在推拿次数和时间上也有一定的差别。如果孩子的状态无法坚持20分钟，那么推拿5分钟也可以，应以孩子的状态来决定时间长短，不能盲目强求。总的来说，年龄大、病情重，则推拿次数多，时间长；反之，则次数少，时间短。一般每日1次，重症每日2次，需长时间治疗的慢性病7天至10天为1个疗程。1个疗程结束后，可休息数日，然后进行下一个疗程。做保健性推拿时，针对不同的体质，可以进行每日1次或隔日1次的规律性推拿。

## ● 推拿后做好护理

**推拿后注意补充水分**

推拿后让孩子喝300毫升左右的温开水，可促进新陈代谢，还有排毒的效果。

**推拿后注意保暖**

推拿后要注意避风寒，及时给孩子穿好衣服，如果室内外温差大，最好在室内休息几分钟后再出去。推拿后忌食寒凉生冷食物，要注意休息，不要过多玩耍，消耗体力。推拿后家长不可立刻用冷水给孩子洗手洗脚，若要将孩子身上的介质清洁掉，应当用温水给孩子洗净手、脚，并且双脚要注意保暖。推拿后也不宜立即洗澡，因为此时毛孔处于开放状态，寒湿之邪容易入侵，建议30分钟以后再洗澡。

**推拿后避免剧烈运动**

推拿后应适当静养休息，不可进行剧烈运动，以利于经络平稳运行，达到较好的保健效果。

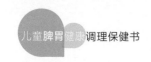

# 四种常见的简易找穴方法

给孩子做推拿，找对穴位是非常关键的。但在实际操作过程中，有相当一部分家长不知道如何快速、准确地找到穴位。只要掌握以下四种方法，找准穴位便是轻而易举的事了。

## ● 手指同身寸取穴法

手指同身寸取穴法是推拿中最简便、最常用的取穴方法。"同身"，即同一个人的身体。人有高矮胖瘦，不同的人其手指尺寸也不一样，因此，取孩子身上的穴位时，要以孩子自身的手指作为参照物，切勿用大人的手指去测量。

1寸：大拇指指幅横宽。

1.5寸：食指和中指二指指幅横宽。

3寸：食指、中指、无名指和小指四指指幅横宽。

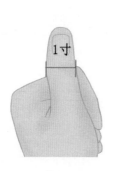 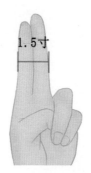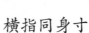

拇指同身寸　　　　　横指同身寸

## ● 体表标志参照法

体表标志，主要指分布于全身体表的骨性标志，可分为固定标志和活动标志。

固定标志法：指利用五官、毛发、指甲、乳头、骨节凸起与凹陷，以及肌肉隆起等固定标志来取穴的方法。例如，神阙穴位于腹部脐中央，膻中穴位于两乳头中间。

活动标志法：指利用关节、肌肉、皮肤随活动而出现的孔隙、凹陷、皱纹等活动标志来取穴的方法。例如，张口取耳屏前凹陷处即为听宫穴。

## ● 骨度分寸法

骨度分寸法是以骨节为主要标志，测量周身各部的大小、长短，并依其比例折算尺寸作为定穴标准的方法。例如，眉间（印堂穴）到前发际正中为3寸，两乳头中间（膻中穴）到肚脐正中为8寸。

### 骨度分寸定位表

| 部位 | 起止点 | 折量寸 |
|---|---|---|
| 头部 | 前发际到后发际 | 12寸 |
| | 耳后两乳突之间 | 9寸 |
| | 眉心到前发际 | 3寸 |
| 胸腹部 | 天突到剑突 | 9寸 |
| | 剑突到肚脐 | 8寸 |
| | 脐中到耻骨联合部 | 5寸 |
| | 两乳头之间 | 8寸 |
| 侧身部 | 腋窝下到季胁 | 12寸 |
| | 季胁下到髀枢 | 9寸 |
| 上肢部 | 腋前纹头到肘横纹 | 9寸 |
| | 肘横纹到腕横纹 | 12寸 |
| 下肢部 | 耻骨联合处到股骨下端内侧髁 | 18寸 |
| | 胫骨下端内侧髁到内踝尖 | 13寸 |
| | 髀枢到外膝眼 | 19寸 |
| | 外膝眼到外踝尖 | 16寸 |

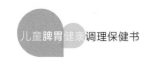

### ● 感知找穴法

身体感到异常的时候，用手指压一压、捏一捏、按一按、摸一摸，如果触摸时有痛、存在硬结、痒等感觉，或和周围皮肤有温度差异，如发凉、发烫，或皮肤出现黑痣、斑点，那么这个位置就是所要寻找的穴位。感觉疼痛的部位，或者按压时有酸、麻、胀、痛等感觉的部位，是可以作为"阿是穴"治疗的穴位。阿是穴通常位于病变部位附近。感知找穴法相对以上几种找穴法要简单随意，但是推拿效果一点儿也不逊色。

# 小儿推拿九大基础手法

小儿推拿手法多样，不同的穴位可以搭配不同的手法。作为家长，不妨学一些推拿的基础手法，在日常生活中为孩子做一做推拿保健，帮孩子提高抗病能力，让孩子健康成长。

### ● 推法

推法是指在一定部位或穴位上，沿一定方向推动。可分为直推法、旋推法和分推法。

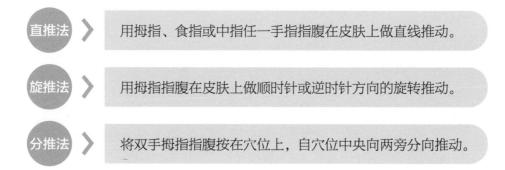

| 直推法 | 用拇指、食指或中指任一手指指腹在皮肤上做直线推动。 |
| 旋推法 | 用拇指指腹在皮肤上做顺时针或逆时针方向的旋转推动。 |
| 分推法 | 将双手拇指指腹按在穴位上，自穴位中央向两旁分向推动。 |

**动作要领：**力度由轻至重，速度由慢至快。初次接受治疗者需观察其反应，随时询问其感觉，以便调节力度和速度。

## ● 按法

按法是指用拇指或掌根在身体某处或穴位上用力向下按压。临床多以按法与揉法合用，也称按揉法。

**动作要领：** 掌按法多用于胸腹部；指按法需手握空拳自然屈曲，指端着力。操作时用力由轻到重，逐渐加压，按而留之，再逐渐放松，不可突然松手。

## ● 运法

运法是指以拇指或食、中指指腹附着在施术部位或穴位上，由此往复做弧形运动，或在穴位的周围做周而复始的环形运动。

**动作要领：** 宜轻不宜重，宜缓不宜急，要在体表旋转摩擦推动，不带动深层肌肉组织。

## ● 摩法

摩法是以指面或掌心附着于某个部位或穴位上，以腕关节连同前臂沿顺时针或逆时针方向做环形转动摩擦。其中，用指面摩动称为指摩法，指摩法根据取穴的不同，可用中指摩，称为单指摩；食指和中指共同施摩于被治疗处时称为二指摩；而食指、中指、无名指三指的指面共同施摩于被治疗处时称为三指摩。用掌心施摩于被治疗处时称为掌摩法。

**动作要领：** 按摩轨迹要圆；贴紧皮肤，不可拖擦；力度和速度要均匀。

## ● 掐法

掐法是指用拇指、中指或食指在身体某个部位或穴位上，做深入并持续的掐压。

**动作要领：** 使用掐法必须固定住孩子，防止因孩子移动，而影响定位或掐破皮肤。力度需由小到大，使其作用力由浅到深地渗透。

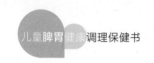

### ● 捏法

捏法特指捏脊。用拇指桡侧缘顶住皮肤，食指、中指前按，三指同时用力提拿皮肤，双手交替捻动向前，此法称为普通捏脊法；食指屈曲，用食指中节桡侧顶住皮肤，拇指前按，两指同时用力提拿皮肤，双手交替捻动向前，此法为经典捏脊法。

**动作要领：** 方向从下到上，力度适当。捻动向前时，双手保持交替不间断，直线不歪斜，不可带拧转动作。

### ● 拿法

拿法是指用拇指与食指、中指或其他手指相对夹捏住某一部位或穴位处的肌筋，做一紧一松或持续的拿捏动作。

**动作要领：** 手腕放松，用指面着力，拿捏动作要灵活、连续，力量集中于指腹和手指的整个指面。用力由轻到重，再由重到轻。

### ● 揉法

揉法是以中指或拇指指端，或掌根，或大鱼际，固定于某个部位或穴位上，以腕关节做回旋活动，或以腕关节和掌指关节活动为主，带动前臂做顺时针或逆时针方向的旋转揉动。

**动作要领：** 手指和手掌应紧贴皮肤，带动受力处皮肤一起回旋运动，不能在皮肤表面摩擦或滑动，力度应先轻后重。

### ● 擦法

擦法是用手掌、大鱼际或小鱼际紧贴皮肤，稍用力下压并做上下方向或左右方向的直线往返摩擦。

**动作要领：** 在操作时多用介质润滑，防止皮肤受损。动作要连续不断，压力要均匀而适中。无论上下方向还是左右方向，都应直线往返，不可歪斜。

# 推拿的补泻手法

中医推拿中的"补"是补正气，凡是能补充人体物质之不足或增强某组织功能的疗法，都称为"补"；"泻"是泻邪气，凡是能直接祛除病邪或抑制组织器官亢进的疗法，都称为"泻"。补与泻相互联系，对立又统一。中医推拿治疗应遵循"虚者补之，实者泻之"的基本法则，小儿推拿更需注重手法补泻。

**轻重补泻法** ＞ 根据推拿的操作力度，轻者为补，重者为泻。

**方向补泻法** ＞ 一般而言，手部穴位做向心性（向心脏方向）直推为补，离心性直推为泻。腹部穴位，左摩为补，右摩为泻。推五经时，旋推为补，直推为泻。使用推法时，向里为补，向外为泻。

**快慢补泻法** ＞ 一般认为，操作频率缓慢者为补，操作频率快疾者为泻。

**经络补泻法** ＞ 顺着经络走向操作为补，逆着经络走向操作为泻。

**次数补泻法** ＞ 适当的推拿次数能使人很快痊愈，次数少起不到治疗作用，次数过多则无益于健康。一般来说，次数多、手法轻柔为补；次数少、手法重为泻。

平补平泻法

> 当患儿虚实不是很明显时，或进行日常保健时常用的一种手法。此手法常用于手部穴位和腹部穴位。手部平补平泻法是指在穴位上来回推；腹部平补平泻法多用于日常保健，如临床上遇到腹胀、便秘、虚实不明显时，常用到平补平泻法。

## 小儿推拿的适宜证和禁忌证

小儿推拿操作简单、安全、见效快，适用范围广泛，且具有保健和治疗双重作用。临床上有很多疾病可以通过小儿推拿来治疗，例如：

- 呼吸系统疾病，包括发热、感冒、咳嗽、哮喘、鼻炎、鼾症、呼吸道反复感染等。
- 消化系统疾病，包括消化不良、腹痛、腹泻、便秘、厌食、呕吐、疳积等。
- 其他儿科常见疾病，包括惊惕不安、睡眠障碍、夜啼、盗汗、遗尿、抽动障碍、婴幼儿湿疹、生长发育迟缓等。

但是，推拿也有禁忌证，某些疾病或某些部位并不适合进行推拿，家长需要有所了解，以防操作不当。

## ● 疾病禁忌

- 孩子患有急性传染病，如猩红热、水痘、肝炎、肺结核等，不宜推拿。

- 孩子患有急性出血性疾病，如白血病、再生障碍性贫血等，不宜推拿。

- 孩子患有某些急性感染性疾病，如蜂窝织炎、骨结核、骨髓炎、丹毒等，不宜推拿。

- 极度虚弱及患有危重疾病的孩子，或患有严重的心、肝、肾脏疾病的孩子，应根据病症情况，在进行其他治疗的同时，酌情选择小儿推拿辅助治疗。

- 孩子有未经诊断的高热，不宜盲目进行推拿。

- 孩子症状严重但诊断不明确时，不宜推拿。建议先进行明确诊断，再决定是否选择小儿推拿疗法。

## ● 部位禁忌

- 各种皮肤病患处，如皮肤炎症、疔疮、脓肿、溃疡、不明肿块等局部不宜推拿。

- 发生烧伤、烫伤、擦伤、裂伤及生有疖疮，患处局部不宜推拿。

- 正在出血或内出血的部位不宜推拿。

- 患有各种恶性肿瘤、外伤、骨折等，患处局部不宜推拿。

再次提醒各位家长，一定要根据具体情况给孩子选择合适的治疗方式。如果是急性疾病，尤其是急危重症，不能以小儿推拿作为唯一或主要的治疗手段，更不能以推拿代替药物治疗，此时应该及时就医治疗，以免延误病情。

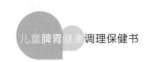
# 15大特效穴，强健孩子脾胃

## 推脾经——健脾养胃，治疳积

脾经是和胃消食、增进食欲的重要穴位，如果孩子脾胃虚弱或消化不良，家长可以帮孩子推推脾经。在小儿推拿中，推脾经有补脾经和清脾经之分。补脾经能健脾胃、补气血，有助于增进食欲，增强体质，还可以改善厌食、乏力等症状；清脾经能清热利湿、化痰止呕，还能够改善孩子因消化不良而造成的积食问题。

**穴位定位：** 位于拇指桡侧缘末节，自拇指指尖至指根。

**推拿方法：**

补脾经：家长用拇指指腹从孩子的左手拇指指尖向指根方向直推脾经100～300次。

清脾经：家长用拇指指腹从孩子的左手拇指指根向指尖方向直推脾经100～300次。

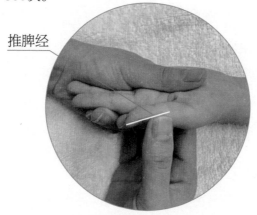

推脾经

# 推胃经——和胃降火，健脾助运

孩子的脾胃功能尚未发育完善，当脾胃出现问题时，孩子经常有口臭、消化不良、腹胀纳呆等不适症状出现，家长可以采用推拿胃经的方法来帮助孩子缓解这些症状，调理好脾胃。在小儿推拿中，推胃经又分为补胃经和清胃经。补胃经可健脾补虚，助运化，常用于脾胃虚弱、消化不良、腹胀纳呆等虚证；清胃经可清中焦湿热、和胃降逆、泻胃火、除烦止渴等，常用于上逆呕恶、脘腹胀满、发热烦渴、便秘纳呆等实证。

**穴位定位：**位于拇指掌侧第一节，大鱼际桡侧赤白肉际处，从掌根至拇指指根。

**推拿方法：**

补胃经：家长用拇指指腹从孩子的左手拇指指根直推向大鱼际外侧缘掌根处，推100~300次。

清胃经：家长用拇指指腹从孩子的左手大鱼际外侧缘掌根处直推向拇指指根处，推100~300次。

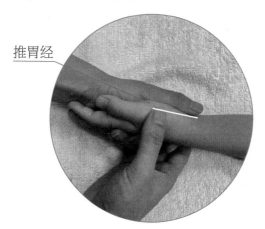

推胃经

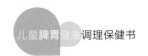
# 推运内八卦——化痰止咳，消积

内八卦穴与一般的穴位不同，它是个圆弧形的穴位，推运内八卦的主要作用就是行气消积、化痰平喘、降逆止呕，对小儿肺系和肠胃病症有特效，主要用于治疗小儿咳嗽痰喘、胸闷、腹泻、呕吐及食欲不振等症状。

**穴位定位：**以手掌中心（内劳宫）为圆心，以圆心至中指指根2/3处为半径，画一个圆，这个圆所在的位置就是内八卦。

**推拿方法：**

家长用拇指指腹按顺时针方向推运孩子的内八卦，称顺运内八卦；按逆时针方向推运，称逆运内八卦。顺运偏于理气，逆运偏于降逆。平时做保健推拿时，顺运、逆运左手内八卦各1分钟。如果孩子有轻微咳嗽、腹胀、气喘等症状，则以顺运内八卦为主。

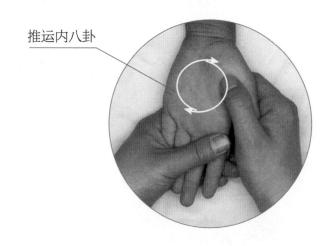

推运内八卦

# 揉外劳宫——温阳散寒，和中理气

揉外劳宫是治疗小儿脏腑风寒冷痛、受寒腹痛的常用手法。揉外劳宫有温阳散寒、发汗解表、和中理气的作用，能够改善脾胃虚寒、久泻不止等症状，主要用于治疗因受寒而引起的发热、咳嗽、感冒等病症。

**穴位定位：** 位于手背侧，在第2、第3掌骨之间，掌指关节后约0.5寸处（手背中央与内劳宫相对处）。

**推拿方法：**

家长一只手握住孩子的手，另一只手拇指指端按压在孩子的左手外劳宫穴上，以顺时针方向按揉100~300次。

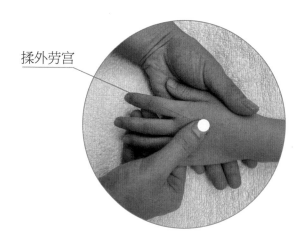

揉外劳宫

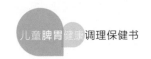
# 摩腹——健脾胃，理气消食

摩腹主要是对腹部进行有规律的特定按摩，可健脾助运，有效防治脾胃诸疾，使气血生化机能旺盛，起到防治全身疾患的作用。摩腹也有顺逆之分：顺时针摩腹为泻法，可以促进肠胃蠕动，能够消食导滞，适合治疗积食导致的实证便秘。逆时针摩腹为补法，有健脾、益气的功效，适用于治疗中气不足导致的虚证便秘。

**穴位定位：**腹部，肚脐周围。

**推拿方法：**

家长将掌心搓热，一手的食指、中指、无名指和小指并拢，放在孩子的腹部，微微向下压，不能太用力，以孩子可以接受的力道为度，用手掌带动孩子肚子上的皮肉，做轻柔、匀速的圆形运动。如果是日常保健摩腹，或孩子有虚证便秘，建议推拿时逆时针摩腹3分钟、顺时针摩腹1分钟；如果孩子有积食，伴有实证便秘，建议推拿时顺时针摩腹3分钟、逆时针摩腹1分钟。

摩腹

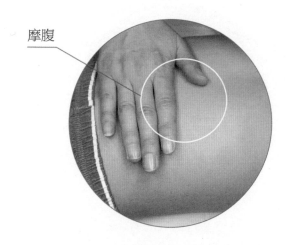

# 按揉足三里——和胃化积，强壮身体

足三里穴属足阳明胃经，是一个强壮身心的穴位，常按足三里能增强抗病能力，调理脾胃，补中益气，通经活络等，多用于治疗腹胀、腹痛、呕吐、泄泻等消化系统疾病。

**穴位定位：** 位于小腿前外侧，外膝眼（膝盖骨外缘的凹陷处）下3寸，胫骨旁开1寸。

**推拿方法：**

家长用拇指指腹按揉孩子的足三里穴。每侧穴位各按揉50~100次。

按揉足三里
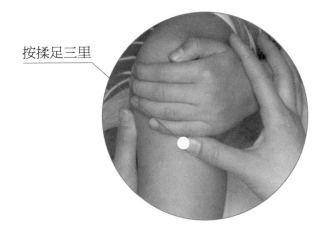

# 捏脊——健脾胃，增强体质

人体背部的正中为督脉，督脉的两侧为足太阳膀胱经的循行路线。督脉和膀胱经是人体抵御外邪的第一道防线。捏脊可以扶正祛邪，强腰脊，疏通经络，调理脏腑，促进生长发育，在健脾胃方面功效显著，几乎所有的脾胃疾病都适用。临床常用于治疗小儿疳积、消化不良、厌食、腹泻、便秘、咳喘等症状，或用于日常保健。

**穴位定位：**位于腰背部正中间，从颈部的大椎穴到尾骶部的长强穴，两个穴位连成的一条直线上。

**推拿方法：**

一般我们说捏脊，指的是向上捏脊。向上捏脊对家长来说比较好学，也相对更安全。孩子趴在床上，家长手握空拳，用拇指指腹与弯曲的食指桡侧部对合，挟持住尾骶部的肌肤，拇指在前，食指在后，然后拇指向后捻动，食指向前推动，边捏边向上推移至大椎穴。在捏脊的过程中，也可每捏三下就捏住孩子皮肤表面向上提一下，叫作"捏三提一"，重复操作。一般每天连续捏脊3~5次。

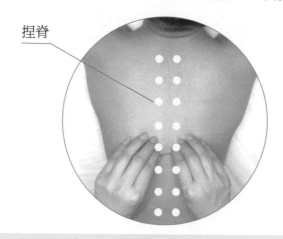

捏脊

# 家长课堂

### 所有孩子都适合捏脊吗?

并不是所有的孩子都适合捏脊。为了安全起见，建议等孩子6个月月龄后再尝试给他做捏脊推拿。这是考虑到孩子皮肤娇嫩，骨骼软、颈部、腰部的支撑力较弱，避免因捏脊造成不必要的划伤和扭伤。此外，年龄较小的孩子若处于俯卧位，也有窒息的风险。给1岁以下的小宝宝捏脊时，最好只捏不提，力度也要轻柔，且最好在白天、吃饱后半小时、宝宝精神状态好的情况下尝试，次数不必太多，3次左右就够了。大一些的孩子可以每天捏脊，但捏脊的次数应控制在5次左右。体质较弱的孩子，可以在连续5天捏脊后，休息2天。

此外，捏脊的手法是升阳助阳的，在一定程度上也会助热，体内有"热"的孩子，不适合捏脊，应先清火。还有一点需要家长注意，给孩子捏脊时，背部大面积暴露在外，一定要注意保暖，避免孩子受凉。

**小提示**

小儿推拿可以使用左手或右手，左手或右手的刺激对身体各项反应的调节能力无明显差别，因大部分人以右手为主动手，所以临床上通常选用孩子不常动的左手为主要刺激对象。但如果左手有相应外伤或者皮肤破损，不适合推拿时，可选用右手。

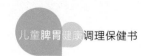
## 揉板门——健脾胃，消食化积

板门穴是小儿推拿中比较常用的一个穴位，主要作用是健脾胃、消食化积，因此按揉板门穴可以治疗胃口不佳、便秘等症状。临床上也可结合捏脊等手法，治疗胃口不佳、腹胀纳呆等症状。

**穴位定位：** 位于手掌大鱼际表面（拇指近侧，在手掌肌肉隆起处）。

**推拿方法：**

家长用一只手固定孩子的手掌，另一只手拇指指端揉按孩子左手的大鱼际，顺时针、逆时针都可以，称为揉板门或运板门。一般推拿100～300次。此外，从腕横纹推向拇指根称为横纹推向板门，可以止吐；反之，称为板门推向横纹，可以止泻。

揉板门

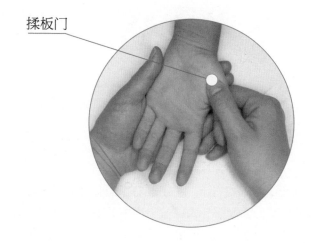

# 揉中脘——理气活血，清热消积

中脘穴，属奇经八脉之任脉。中，指本穴相对于上脘穴、下脘穴二穴而言，为中也；脘，空腔也。中脘穴有疏利传导人体水湿的作用。推拿中脘穴具有健脾养胃、降逆利水、消食和中的作用，常用于治疗泄泻、呕吐、腹泻、腹胀、食欲不振等病症。

**穴位定位：**位于上腹部，前正中线上，当脐中上4寸。

**推拿方法：**

家长用手掌紧贴孩子的中脘穴，带动受力处皮肤一起做回旋运动，不能在皮肤表面摩擦或滑动，力度逐渐扩大，常规揉按100～200次。或家长用中指指腹抵到孩子的中脘穴做顺时针方向的按揉，按揉时轻轻地把皮下组织带动起来，按揉100次。

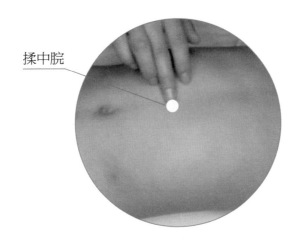

揉中脘

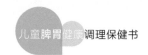

# 推四横纹——和气血，清胀满

四横纹是小儿推拿中治疗脾胃疾病的特效穴，推拿该穴具有调中行气、和气血、清胀满的功效。临床上常将其与揉中脘、捏脊合用，用来治疗因喂养不当或乳食积滞导致的食欲不振、厌食和消化不良等症状。

**穴位定位：** 位于手掌面，食指、中指、无名指、小指的第一指间关节的横纹处。

**推拿方法：**

家长用一只手将孩子左手的四指并拢，另一只手拇指指腹在穴位上横向来回直推，操作100次。此外，用拇指指甲分别掐按四横纹，可调理孩子因积食引起的发热。

推四横纹

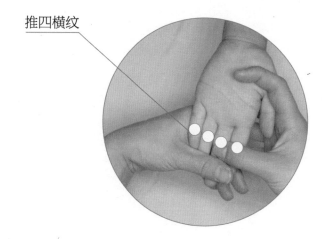

# 摩神阙——温阳散寒，消食化积

神阙穴，又名"气合"，属任脉。气，气态物也；合，会合也，意指任脉气血在此会合。按摩神阙穴具有温阳散寒、消食导滞、补气益血、健脾胃的作用，临床上主治腹泻、便秘、小便不尽、消化不良、痢疾、腹痛、疳积等症状。

**穴位定位：** 位于腹中部，脐中央。

**推拿方法：**

家长将手掌搓热，放在孩子的神阙穴上，手掌不要紧贴皮肤，在皮肤表面顺时针回旋性地摩动。一般摩动100～200次。

摩神阙

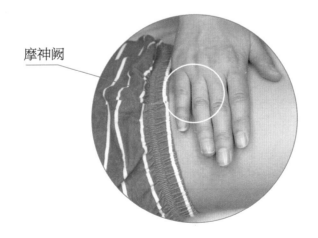

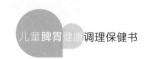
# 揉按肚角——理气消积，止腹痛

肚角穴属足太阳脾经，为止腹痛的要穴，揉按此穴可健脾胃、理气消积、止腹痛、消胀等。小儿腹部病症，如小儿腹痛、腹泻、便秘等均可按揉此穴，疗效显著。

**穴位定位：**位于脐下2寸，旁开2寸。

**推拿方法：**

家长将双手拇指指腹按压在孩子的肚角穴上，以顺时针的方向揉按，力度适中。一般推拿80～100次。

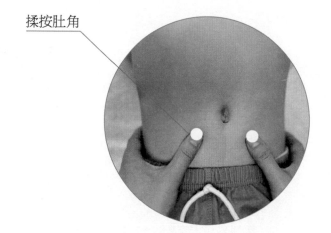

揉按肚角

# 揉天枢——理气消滞

天枢穴属足阳明胃经，是手阳明大肠经的募穴，位于脐旁2寸，恰为人身之中点，如天地交合之际，升降清浊之枢纽。按揉此穴能疏调大肠、理气消滞，常用于治疗急慢性肠胃炎、痢疾，以及消化功能紊乱引起的腹泻、呕吐、积食、腹胀、大便秘结等症状。多与神阙穴一同应用。

**穴位定位：**位于腹中部，横平脐中，距前正中线2寸。

**推拿方法：**

家长将双手拇指指腹按压在孩子的天枢穴上，以顺时针的方向揉按，力度轻柔。一般揉按80~100次。

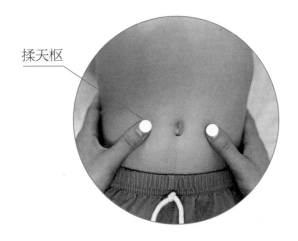

揉天枢

# 推大肠经——清利肠腑，导积滞，除湿热

推大肠经是治疗小儿肠道病症的常用手法，因为大肠经是手阳明大肠经的循行之处，推拿此处可以疏通大肠经的经脉。根据推拿方向的不同，推大肠经又分为补大肠经和清大肠经。补大肠经可以涩肠固脱、温中止泻，常用于治疗虚寒腹泻、脱肛、痢疾等病症；清大肠经可以清利肠腑、导积滞、除湿热，主治湿热滞留肠道、身热腹痛、大便秘结等病症。

**穴位定位：**位于食指桡侧缘，自食指指尖至虎口，呈一条直线。

**推拿方法：**

补大肠经：家长用一只手托住孩子的手掌，用另一只手的拇指指腹从孩子左手食指指尖直线推向虎口。推拿100~300次。

清大肠经：家长用一只手托住孩子的手掌，用另一只手的拇指指腹从孩子的左手虎口直线推向食指指尖处。推拿100~300次。

推大肠经

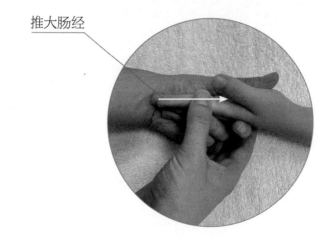

# 推五经——调理脏腑，增强体质

讲到小儿推拿，五经穴是必须介绍的。五经穴是小儿推拿的特定穴，并不是指某一个穴位，而是脾经、肝经、心经、肺经、肾经的合称，它们分别位于拇指、食指、中指、无名指和小指的指末，即手指指腹。推五经穴可以疏通经络，益气血，调节五脏六腑的功能，还能增强体质。

## ● 大拇指——脾经

脾为后天之本，关乎孩子的生长发育，而孩子脾常不足，因此护脾胃很重要，所以推脾经是推五经穴中最常用的。推脾经常用于治疗脾胃虚弱、气血不足引起的食欲不振、肌肉消瘦、消化不良、厌食等症状。脾胃虚弱、气血不足的孩子平时还表现为容易腹胀、大便不成形、精神不佳、睡眠质量不好等。

推脾经有补脾经和清脾经之分。补脾经能健脾胃、补气血，有助于增进食欲，增强体质，还可以改善厌食、乏力等症状；清脾经能清热利湿、化痰止呕，改善孩子因消化不良而造成的积食问题。

**补脾经：** 从拇指指尖推向指根。

**清脾经：** 从拇指指根推向指尖。

## ● 食指——肝经

孩子肝常有余，生病后容易化热，导致烦躁、发热等肝亢的症状。平时脾气大、易烦躁、面红、多动、夜间抽搐、口干口苦等肝经有热的孩子可以用清肝经来解郁除烦、平肝泻火。另外，因阴虚火旺而引起手足心热、盗汗、舌红的孩子，也可以配合使用清肝经。清肝

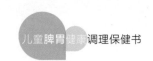

经可用于实证和虚证。肝经宜清不宜补，补肝经会导致孩子烦躁、失眠等。

**清肝经：**从食指指根推向指尖。

## ● 中指——心经

孩子心常有余，病邪入侵容易化热生火，导致孩子烦躁不安、心神不宁，所以心经与肝经一样，都是宜清不宜补的。睡觉不安宁、易烦躁的孩子，或者长口疮、舌尖红、小便黄等心经有热的孩子，都可以运用清心经来清心火。

**清心经：**从中指指根推向指尖。

## ● 无名指——肺经

肺系疾病是最高发的小儿疾病，临床上常见的病症如感冒、咳嗽、鼻炎、肺炎、哮喘等，反反复复，都是家长头疼的问题。肺为娇脏，孩子的肺脏尤其娇弱，因此在小儿疾病里，肺系疾病较多。又因为孩子体属纯阳，所以孩子的肺系疾病表现为热证多、变证多、容易伤津液。在推肺经的时候，应该先辨别清楚孩子疾病的虚实，再考虑选用清法或补法。

清法可降肺气，清肺热，多用于实证。表实证如外感、发热等；里实证如咳嗽有黄色痰或痰难咳出，哮喘病程较短，气喘伴有阵咳，喉间痰鸣或身热烦躁。肺炎初期孩子有咳嗽痰鸣、气促等肺热或痰热郁肺的表现，都应多给孩子清肺经、理肺气。

**清肺经：**从无名指指根推向指尖。

补肺经多用于肺气虚损的孩子。孩子反复咳嗽、鼻炎日久、肺炎后期等，这些长期的、慢性的疾病会损伤孩子的肺气，导致孩子出现虚汗、怕冷、少气、说话声音低等症状，这时应给孩子补肺经。如果是反复感冒、咳嗽等，已经造成肺气损失，应该清补肺经同时使用，清补次数相同，或多清少补。

**补肺经：**从无名指指尖推向指根。

## ● 小指——肾经

肾为先天之本，补肾经通常用于治疗先天不足，或久病、体质较虚的孩子，这类孩子常表现为发育迟缓、营养不良、四肢冷、手足心冷、多尿、遗尿，或虚寒喘息等。

肾经应多补少清，肾经有热则热移膀胱，表现为小便短赤，而小肠主分清泌浊，所以肾经需要用清法的时候多用清小肠代之。

**补肾经：**从小指指尖推向指根。

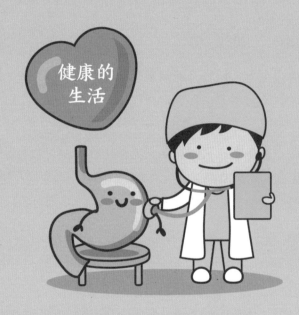
健康的
生活

# 第5章

## 中医专家亲授，●——→
## 小儿常见脾胃病症
## 解读及对症调理

孩子的健康问题始终是家长的心头大事。孩子脾胃功能不好，容易厌食、积食、便秘、腹泻、感冒、反复咳嗽，怎么办？如何从饮食上进行调养？怎样在起居上给予合理的照护？让我们跟着中医专家学习一些医学知识，做孩子最好的家庭医生。

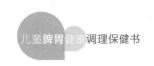

# 孩子厌食、挑食，
# 应是脾胃在捣乱

如今，随着生活水平的提高，越来越多的年轻家长为了养育好孩子，有更多的兴趣去了解科学的育儿知识，也更注重孩子营养摄入的合理性。但很多家庭中老人的思想仍然没有改变，认为孩子吃得越多越健康，孩子喜欢吃什么就常做什么，久而久之，导致孩子厌食、挑食。

## 孩子吃饭好不好，与脾胃密切相关

好好吃饭对孩子的重要性，相信每一位家长都非常清楚，因此孩子的吃饭问题往往是家里的头等大事，很多家长想尽各种办法，变换各种花样，就是为了能让孩子多吃几口饭。其实，孩子胃口好不好，主要不在于饭菜是否可口，而是与他自身的身体状况有很大关系，主要与脾胃是否健运有关。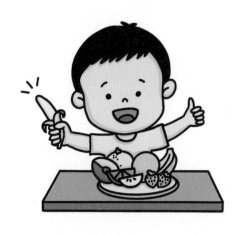

脾胃为后天之本、气血生化之源，人出生以后所有的生命活动都有赖于脾胃摄入的营养物质。胃主要负责受纳腐熟食物，其特殊位置与功能决定了它可以把食物输送至小肠内，主通降，也就是说，胃气只有下降才是正常的。脾与胃恰恰相反，主要负责将胃腐熟的食物转化为人体所需的精气，这个精气是需要升扬的，所以脾气只有向上升才是正常的。脾胃的一升一降、协调运作，保证了人体消化和吸收功能的正常发挥，只有这样人才会想吃饭，吃下去的饭也才能被正常地消化和吸收。如果孩子脾胃虚弱，脾胃无法发挥正常功能，就会导致消化和吸收功能减弱；食欲也会受到影响。若长此以往，就会发展成小儿厌食症，甚至引起疳症，严重危害孩子的正常生长发育和身心健康。当孩子出现厌食的症状时，家长应先考虑是否由脾胃虚弱引起，必要时带孩子去医院进行诊断和治疗。

## 家长课堂

### 孩子厌食，是不是缺乏无机盐？

孩子厌食和缺乏无机盐有一定的关系，当孩子缺乏锌、钙、铁等元素时，有可能会厌食，但这不是主要原因。当孩子缺锌时，可能会不想吃饭；当孩子缺钙时，可能会引发佝偻病，患有佝偻病的孩子一般胃口都不太好；缺铁的孩子会出现缺铁性贫血症，没有什么食欲，进食量也很少，或者有偏食表现。这些都可能引发厌食症。如果孩子长期食欲不好或出现厌食的症状，建议家长及时带孩子就医，如果只是因为缺乏无机盐，一般及时补充缺乏的元素就能很快得到改善。但如果补充了缺乏的元素后，情况依然没有得到改善，说明主要原因可能并不是缺乏无机盐，而是脾胃出现了问题，导致食物没有被很好地消化和吸收。因此，在补充无机盐的同时，还要帮孩子解决脾胃的问题。当孩子不爱吃饭时，可以少吃一点，给脾胃减轻负担。家长在饭菜的制作上可以多花点心思，在清淡、易消化的基础上，做到色香味俱全，以激发孩子的食欲。

# 孩子厌食、挑食，多是喂养不当所致

孩子经常感冒、发热、咳嗽，很多家长认为是孩子的抵抗力低导致的。但是孩子为什么会抵抗力低呢？是天生的吗？其实经过临床观察，孩子经常生病，多与饮食不当造成的脾胃失和有关。脾胃功能出现问题，身体的正气不足，抵抗外邪的能力自然就弱。实际上，孩子脾胃失和导致挑食、厌食，与家长的喂养习惯有很大关系。那么在日常生活中，有哪些不当的喂养方式需要引起家长的重视呢？

### ● 一味地给孩子补充营养品

有些家长老是担心孩子营养不够，给孩子买各种各样的营养品，但是孩子的脾胃本来就弱，乱吃营养品反而会扰乱肠胃的正常功能，加重其负担，结果只会适得其反。实际上，孩子从食物中就可摄取到身体所需的营养。对某些有特殊营养需求的孩子来说，可能需要添加额外的维生素和微量元素补充剂等，但这必须在医生的指导下进行，切不可盲目乱吃乱补。

### ● 让孩子过量食用高蛋白、高油脂的高热量食物

高蛋白、高油脂的高热量食物本身就难以消化，如果过量食用，势必会影响脾胃的消化和吸收功能，使之不能正常地发挥运化能力，产生肠胃积滞而导致厌食。建议家长平时给孩子多准备一些清淡、易消化的食物，烹饪时尽量做到少油少盐。

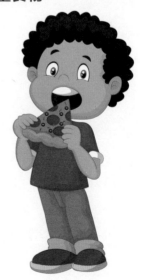

### ● 强迫孩子进食

有些家长常常过分担心孩子营养不足、体重增长不快、进食量过小等，会强迫孩子吃很

多的食物。这种强迫的过程会大大影响孩子的情绪，让孩子产生"进食等于受罪"的错觉，并逐渐形成了条件反射性拒食，最终发展成厌食。如果在孩子吃饱的情况下仍逼迫孩子继续进食，会给孩子的脾胃带来很重的负担，使之运化能力受损，长期如此，也会导致孩子厌食。

### ● 吃饭时纵容孩子的坏习惯

相信很多人都见过这一幕，家长端着饭碗，追着孩子一口一口地喂，孩子边玩边吃，或边看电视边吃，一顿饭下来要四五十分钟，甚至一个多小时。这种习惯是非常不好的，喂饭时间长，孩子吃进去的饭菜已经凉了，对脾胃十分不利。而且边玩边吃或边看电视边吃，孩子无法集中注意力，会扰乱或抑制胃酸及消化酶的分泌，从而使孩子的食欲减退。

### ● 孩子爱吃某种食物就不限量

对于孩子爱吃的食物，有些家长从不限制他多吃。很多孩子喜欢吃炸鸡腿、火腿肠等，看到孩子爱吃，家长就会买很多，这样很容易造成孩子积食，导致其脾胃功能下降，再让他吃其他食物就吃不下了，也消化不了，胃口当然会变差。

### ● 零食、饮料不间断

零食、饮料中添加了许多食品添加剂，且大部分食品添加剂对孩子的生长发育十分不利。但许多孩子喜欢吃各种零食、喝各种饮料，如果家长不监督，孩子经常这样吃，势必会影响主食的摄入，导致饮食不规律，造成脾胃功能紊乱。

## 饮食调理，健脾开胃，改善厌食症状

因脾胃失调导致的厌食，还需从日常饮食着手进行调理。家长可以从以下几个方面入手，帮助孩子调理肠胃，改善厌食症状。

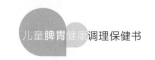

### ● 养成好的饮食习惯

古人云，"乳贵有时，食贵有节"。如果饮食没有规律、没有节制，就会导致脾胃受损，受纳运化功能减弱，从而出现厌食等症状。孩子的自控力比较差，如果家长不做好监督工作，纵容孩子坚持不好的饮食习惯，例如，在两餐之间随意吃糖果、巧克力等零食，每天不定时定量地摄取一日三餐，暴饮暴食或过度节食，都会使孩子的脾胃受到损伤，从而引发厌食。因此，家长应在日常生活中引导孩子养成好的饮食习惯，这是保养脾胃的重要环节。

### ● 少吃寒凉食物和甜食

寒凉食物是脾胃的大忌，如果孩子在日常生活中经常食用生冷的瓜果、冰激凌、冷饮等，势必会影响脾胃的运化功能，也会导致厌食。因此，家长要少给孩子吃寒凉食物，多让他们吃温热食物，保护孩子娇嫩的脾胃和脏腑。甜食口感好、味道香，孩子都爱吃，但甜食吃多了会影响食欲，也不利于消化，会影响正餐的摄入。

### ● 适当吃点粗粮

中医学认为，孩子厌食不吃饭，无疑是脾胃出了问题。《黄帝内经·灵枢》中提到，"脾气通于口，脾和则口能知五谷矣"。意思是说，脾胃的功能可以反映在口腔中，脾气功能正常则舌能辨味，脾气健旺则知饥欲食，自然不会厌食。想让孩子的脾气健旺，不妨平时给他吃些粗粮。粗粮中含有大量的膳食纤维，有利于食物的消化，对消化系统的运行起着良好的作用，也可以促进身体的新陈代谢。这对改善孩子的食欲有一定的帮助。

### ● 多吃健脾开胃的食物

健脾开胃的食物有很多。家长不妨多给孩子准备一些此类食物，这样能增强孩子的食欲，让孩子吃饭更香。不过，要注意科学搭配这些食物，让孩子的膳食平衡，并养成不偏食、不挑食的习惯，健康成长。

常见的健脾开胃的食物有山楂、玉米、小米、燕麦、山药、胡萝卜、小麦、白扁豆、黄豆、红薯、南瓜、香菇、西红柿、猪肚、牛肉、鸡肉等。

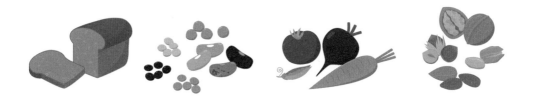

## 家长课堂

### 孩子的一日三餐如何营养搭配？

众所周知，人体所必需的营养素有蛋白质、脂肪、碳水化合物、维生素、水、矿物质和膳食纤维七大类，还包含许多非必需营养素。非必需营养素暂且不说，水也不是主要通过一日三餐来摄取的，所以家长为孩子准备的一日三餐至少应该包括其他六大类营养素。那么具体到早餐、午餐、晚餐，孩子又该怎么吃呢？家长可以参考以下食物搭配，为孩子准备营养又美味的一日三餐。

早餐：鸡蛋最好在早餐提供，这可以让孩子吸收足够的蛋白质，让他精力充沛；谷物类（面包、燕麦片或粥等）是必需的；牛奶也应该在早上准备一些，为孩子提供充足的能量；蔬菜和水果也是不可忽视的，其中维生素、膳食纤维在任何一餐中都是不可缺少的。

午餐：谷物类是午餐的主角；肉类也不可缺席，能为孩子补充能量；蔬菜、水果同样是必需的；喝的东西可以是汤类或者果汁、牛奶等，单纯饮水也可以。如果孩子的午餐在幼儿园或学校吃，家长一定要关注孩子吃了什么，这样才能确定晚餐的食物搭配。

晚餐：谷物类仍然是主角，不过晚餐可以提供一些粗粮。晚餐多准备蔬菜，并且要注意补充蛋白质，最好是低脂蛋白，如鸡肉、鱼肉等。

## ● 健脾开胃食谱推荐

### 小米蒸红薯

**材料：** 水发小米80克，红薯200克。

**做法：**

1.红薯洗净，去皮，切成小块。

2.将切好的红薯装入碗中，倒入泡好的小米，搅拌均匀，待用。

3.蒸锅注水烧开，放入食材，蒸30分钟即可。

**功效：** 补脾益胃，生津止渴，润肠通便。

## 大米南瓜粥

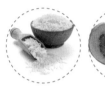

**材料：** 南瓜50克，水发大米50克。

**做法：**

1.南瓜清洗干净，削皮，去瓤去籽，切成碎粒。

2.水发大米清洗干净后放入砂锅中，加入400毫升水，中火煮开，转小火继续煮20分钟。

3.将切好的南瓜粒放入砂锅中，小火续煮10分钟，煮至南瓜软烂即可。

**功效：** 调养肠胃，促进消化。

## 蒜香粉蒸胡萝卜丝

**材料：** 胡萝卜200克，蒸肉米粉40克，葱花、蒜末、芝麻油适量，盐2克。

**做法：**

1.洗净去皮的胡萝卜切成丝，倒入碗中，加入盐、芝麻油，再放入蒜末，搅拌均匀，放入备好的蒸肉米粉，搅拌均匀。

2.将拌好的胡萝卜丝倒入备好的盘中，待用。

3.蒸锅注水烧开，放入食材，盖上锅盖，蒸10分钟，出锅时撒上葱花即可。

**功效：** 健脾消食，润肠通便。

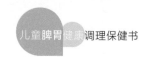
## 莲子芡实饭

**材料：** 水发大米250克，水发莲子50克，水发芡实40克。

**做法：**

1.砂锅置于火上，倒入备好的水发大米、水发莲子、水发芡实，注入适量清水搅拌均匀。

2.盖上锅盖，用小火焖30分钟至食材熟透即可。

**功效：** 健脾胃，补中益气。

# 常给孩子捏捏脊，健脾开胃效果好

中医学认为，脾胃是仓廪之官，后天之本，津液、气血及精气化生之源。如果孩子脾胃失调，对食物的消化吸收能力下降，就会导致五脏失养、阴阳失衡，久而久之，五脏六腑得不到后天水谷精气的濡养，就会影响机体的生长发育。一旦孩子的脾胃功能受损，消化吸收能力下降，厌食的症状也就表现出来了。

捏脊的部位在孩子的后背，从腰骶部的长强穴至大椎穴，从下至上进行推捏。这个部位是督脉的走行主干，督脉有"阳脉之海""总督诸阳"之称，与体内脏腑功能活动密切相关，而中医儿科捏脊疗法的作用就是促使督脉兴奋，督脉开了，脏腑功能就被激活了，脾运胃纳调整过来了，厌食症状自然会好转。

# 推推揉揉，改善厌食症状

按摩可以很好地缓解厌食症状，尤其是针对腹部重点穴位的按摩，能刺激肠胃蠕动，起到健脾开胃的效果。而且按摩操作简单易学，家长平时在家就可以给孩子按一按、揉一揉，这样既方便，又能有效改善厌食症状。

## ● 穴位选取

中脘穴：位于上腹部，前正中线上，当脐中上4寸。

天枢穴：位于腹中部，横平脐中，距前正中线2寸。

神阙穴：位于腹中部，脐中央。

胃俞穴：位于背部，当第12胸椎棘突下，督脉旁开1.5寸。

脾俞穴：位于背部，当第11胸椎棘突下，督脉旁开1.5寸。

膀胱俞穴：位于骶部，当骶正中嵴旁开1.5寸处，平第2骶后孔。

足三里穴：位于小腿前外侧，外膝眼（膝盖外缘的凹陷处）下3寸，胫骨旁开1寸。

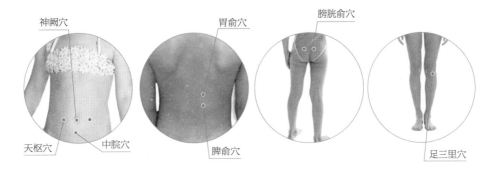

## ● 按摩方法

步骤一：孩子仰卧，操作者用拇指指腹从孩子的中脘穴一直推到神阙穴，如此反复操作10～15次。

步骤二：操作者用拇指指腹点按孩子腹部两侧的天枢穴，以皮肤潮红发热为度。

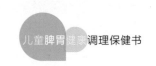

步骤三：操作者搓热双手，将右手手掌放在孩子的腹部上，以神阙穴为中心，围绕肚脐顺时针揉按2~3分钟。

步骤四：操作者用拇指指腹点按孩子的足三里穴，以其潮红发热为度。

步骤五：孩子俯卧，操作者从孩子的脾俞穴和胃俞穴开始，往下推至膀胱俞穴，推10次。

# 预防孩子厌食，家长喂养有讲究

虽说导致孩子厌食的原因有多种，但主要原因还是喂养不当。而孩子厌食，重在预防。其实，家长只要在平时的生活中多花一点儿心思，就能让孩子远离厌食，健康成长。

### ● 建立良好的用餐环境

温馨、美好的家庭环境和良好的用餐环境，能让人在全身心放松的状态下集中精力进食，并保持心情舒畅，这对预防和改善儿童厌食症很有帮助。良好的用餐环境主要包括以下几个方面的内容：

- 可以给孩子购买专门的儿童餐椅和可爱的、色调和谐的餐具，这样有利于增强孩子的食欲。

- 与孩子建立良好的互动，避免在餐桌上谈论不愉快的事，更不能出现争吵。可以谈论生活中或学习中的趣事、开心的事，这样有利于放松心情。

- 避免在进餐时批评、训斥和指责孩子，以免影响孩子的正常进食情绪。

- 注重餐具的摆放和颜色的搭配，桌面和餐具以淡雅的色调为好，淡雅的底色才能衬托出菜肴的色彩。

- 孩子和成人不同，注意力容易转移。若在进餐时听广播、看电视，孩子吃饭的注意力就很容易被分散，进餐的兴趣随之消失，进餐的动作也就停止了。所以餐桌上家长应该排除这些干扰，让孩子专心吃饭。

● 不要过分要求孩子快速吃饭，细嚼慢咽反而更有利于健康。

## ● 不要强迫孩子进食

随着年龄的增长，孩子的自主意识也在逐渐增强，易产生逆反心理。因此，当孩子不想吃饭时，家长切不可强迫孩子，或采取追喂等过分关注孩子进食的行为，否则越是强迫他，他越是跟你对着干，结果只会适得其反。即便孩子吃下去了，也是在被动的情况下，是把吃饭当作任务去完成，并不能体会到进食的乐趣，也失去了进食本来的意义，对增进孩子的食欲毫无益处。当孩子故意拒食时，有的家长会迁就孩子，以满足某些要求作为让孩子进食的条件。这样做也是不对的，娇惯孩子，不仅无法让孩子养成良好的进食习惯，对孩子的健康成长也不利。其实孩子少吃一两顿，家长也不必过于担心，这说明孩子摄入的能量已经足够，等他饿了，自然会主动要求进食。

## ● 注意补充微量元素

身体缺乏某种微量元素及某些激素分泌不足，例如缺锌、缺铁、甲状腺功能减退、肾上腺皮质激素相对不足等，都有可能引起孩子厌食。其中，缺锌会影响舌头味蕾细胞的敏感性，影响胃肠道消化酶的功能，导致孩子食欲下降；缺铁会导致孩子患缺铁性贫血症，也可能引起食欲下降。因此，家长可以给孩子适量补充锌、铁等微量元素，有效预防因缺乏微量元素而导致的厌食症。

锌、铁等微量元素在我们的日常饮食中就能获取，家长可以合理利用富含微量元素的食材，通过饮食来补充。生活中常见的富含锌的食物有牡蛎、扇贝、虾皮、猪肉、牛肉、羊肉、猪肝、花生、核桃、鸡蛋黄、苹果、大白

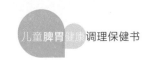

菜、胡萝卜等，生活中常见的富含铁的食物有鸡肝、猪肝、动物血、牛肉、鸡蛋、扇贝、香菇、木耳、海带、芝麻、菠菜、紫菜、樱桃等。

### ● 家长要给孩子树立好榜样

家长是孩子的第一任老师，家长良好的行为习惯会在无形之中给予孩子积极的引导，如果家长挑食或偏食，孩子也会受到其负面影响。所以，家长不要把自己的偏嗜带给孩子，尽量不要当着孩子的面说自己不喜欢吃什么，更不要强迫孩子吃不爱吃的饭菜。家长一定要以身作则，不挑食、不偏食，营养全面、膳食平衡，给孩子一个正面的影响。

### ● 鼓励孩子多运动

孩子适当运动，能加快体内的新陈代谢，增加食欲，跳绳、游泳、跑步、郊游等户外运动都比较适合孩子。

总之，好的饮食习惯是需要在日常生活中形成的，家长依靠科学的喂养方法，耐心地引导孩子，培养其良好的饮食习惯，孩子就能吃饭香、身体棒。

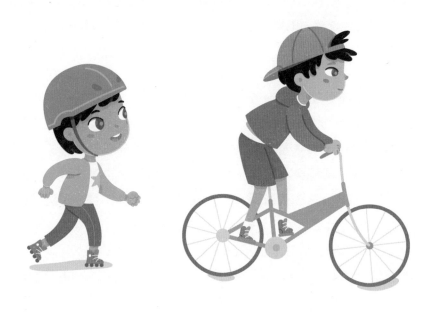

# 孩子积食易生病，
## 病根在脾胃虚

孩子积食主要是因为孩子的脾胃消化功能尚未发育完善，饮食没有节制，自控能力较差，容易出现吃得多且不消化的情况，进而损伤脾胃，食物停滞于肠道异常发酵，就会形成积食。积食属于比较常见的儿科肠胃疾病，积食日久，不及时治疗，会造成小儿营养不良，影响其生长发育，所以必须要在孩子出现积食症状时及早治疗。临床上，孩子的许多疾病看似种类各异，但多与积食有关，比如咳嗽、发热、反复感冒、肺炎等，都有可能是由积食引起的。

## 家长如何快速判断孩子积食了

相信积食这个词对于家长来说并不陌生。但怎么判断孩子是否积食了呢? 估计很多家长都存在这样的疑惑。其实，孩子一旦积食，会表现出多种症状，只要家长仔细观察，就能快速判断孩子是否积食了。

 看脸色 > 如果孩子的脸部经常发红，大概率是脾胃存在内火所致。肠胃中的食物堆积过多，会让肠胃火气旺盛而引发积食。

 闻口气 > 怀疑孩子积食的时候，不妨闻一下孩子的口气。如果孩子嘴里有酸腐味，表明孩子肠胃中的食物没有很好地消化，可能出现了积食，严重的还会呕吐。

**看舌苔** > 一般积食的孩子舌苔比较厚腻，有可能呈现黄色或者白色。孩子的舌苔变厚了，并且出现黄色或者白色舌苔，或者舌头中间出现一个硬币似的圆圈，又或者孩子整个舌头的舌苔全部变厚变腻，这些都是积食的表现。

**看嘴唇** > 孩子的嘴唇突然变得很红，手心、脚心发热，甚至出现体温升高，表明孩子很有可能积食了，积存的食物在胃中积滞化热。

**看食欲** > 孩子食欲变差，没胃口，即使进食也不消化，摸摸孩子的肚子会有满、胀的感觉，年龄大一些的孩子会说肚子胀或肚子痛。

**看大便** > 孩子在积食时还会便秘。如果孩子的大便一直正常，突然有几天不大便或者大便比较黏腻，且夹杂着未消化掉的食物，味道像腐败的臭鸡蛋味，说明孩子积食了。

**看睡眠** > 孩子睡觉时翻来覆去，睡不踏实，或者睡觉时牙齿紧紧地咬着，很可能是孩子积食了。

除此之外，积食还会引起恶心、呕吐、发热、精神萎靡等症状。当然，这些情况不一定同时出现，但每一种都可能帮助家长识别孩子是否积食了。

# 哪些孩子更容易积食

### ● 饮食无度，自制力差的孩子

孩子的消化功能尚不完善，加上自控力较差，遇到喜欢吃的东西很容易吃很多，用一句老话说就是"嘴巴饱了眼未饱"，即使已经吃得很饱了，但还是会不停地吃。自控力差的孩子很容易吃得过多，食物在胃肠道里无法及时消化，从而导致食欲减退，久而久之形成积食。孩子的自制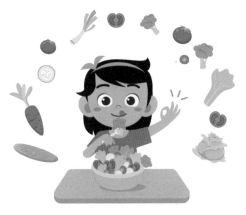力本来就差，因此家长对孩子的饮食要加以控制，否则孩子的脾胃就会受到伤害。

### ● 过度喂养，肠胃负担太重的孩子

家长在孩子不饿的时候强迫他进食，食物量超出了孩子肠胃能承受的最大限度，结果脆弱的脾胃根本消化不了这些食物，很容易引起积食。

### ● 喜欢吃油炸、寒凉生冷食物的孩子

油炸食物中含有很多油脂，经常吃这类食物会给肠胃造成很大负担，使消化功能减弱。寒凉生冷食物易损伤脾阳，致使脾胃虚弱，从而导致消化不良及肠胃功能紊乱。

### ● 爱吃零食的孩子

人体的消化活动有一定规律，肠胃工作一段时间后也需要休息。一般情况下，食物进入胃后需要经过4~6小时的消化运动才能被排空。胃里的食物排空以后，肠胃就能得到充分休息，胃里的消化液分泌增多，此时再进食就

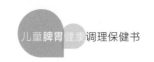

吃得多，消化吸收也好。

而对于那些零食不离口的孩子来说，他们的胃里不断有食物进入，会扰乱胃肠道的规律性活动，使各种消化酶的分泌出现异常，从而影响食物的消化吸收。消化功能紊乱，必然会导致积食。胃中的食物总不能被排空，再吃正餐时就会缺乏食欲，而零食的营养成分比较单一，经常吃零食会影响其他营养素的摄入，久而久之，容易导致孩子营养不良。

### ● 爱吃肉的孩子

很多家长担心孩子营养不够，觉得肉更有营养，于是每顿饭都是大鱼大肉，变着花样给孩子做，孩子慢慢习惯了肉的味道，变得不爱吃蔬菜，甚至有些孩子一口菜都不吃。有细心的家长发现，爱吃肉的孩子很容易积食，还爱上火，晚上睡觉也不太安稳，这让家长伤透了脑筋。肉类和鱼类确实富含蛋白质，但孩子的肠胃还处于发育阶段，消化功能尚未健全，更适合吃清淡、易消化的食物。牛羊肉的纤维密度高，不容易消化，吃多了很容易导致积食。而且一次进食太多的肉，肠胃没有及时消化吸收，这些食物堆积在肠道，食积化热，再加上孩子本就偏热的体质，就会出现阳盛火旺，也就是家长所说的上火。积食上火可能会导致孩子口角起疱、不肯吃饭、咽喉肿痛等，虽然看起来不是什么大毛病，但如果在积食上火的同时受到外部侵扰，如风寒及各类病毒，就会引发感冒、发热等病症。所以，家长要注意孩子的日常饮食，做到均衡营养，多给孩子吃些清淡、易消化的食物。俗话说："鱼生火，肉生痰，萝卜白菜保平安。"在膳食中多为孩子准备些青菜，这样更有益于孩子的身体健康。

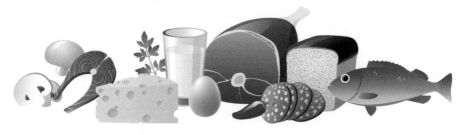

## 脾虚易积食，积食易生病

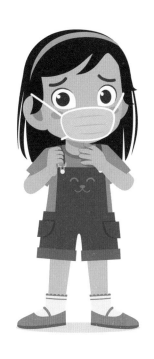

孩子自控能力较差，稍不控制就容易吃多，特别是看到自己喜欢吃的食物，更是管不住嘴。孩子的消化功能本就不完善，一吃多就很容易积食。而且很多孩子反复积食，出现这种现象是因为其脾胃虚弱，运化能力差。积食会损伤脾胃功能，积食时间越久，对脾胃功能的损伤就越严重；反过来，脾胃受损，消化功能随之减弱，更容易导致积食。孩子脏腑功能尚不成熟，脾胃娇弱，如果饮食不节制，过多的食物摄入会让脾胃不堪重负，超出运化能力而产生积食。脾胃功能越差，越容易产生积食，从而出现腹泻、腹痛、便秘、呕吐等症状。要想孩子身体好、不生病，就要远离积食，并从根源入手，保证脾胃健运，让脾胃好和消化正常形成良性循环。

脾胃虚弱与积食互为因果，正常运化的脾胃是不会让孩子产生积食的，但如果家长不注意调养孩子的脾胃，往往容易形成恶性循环，对孩子的身体健康和生长发育产生不利影响。

## 饮食来化积，提升脾胃运化能力

小儿积食是典型的"病从口入"。孩子本身处于生长发育迅速的阶段，对营养物质的需求相对较大，但因"脾常不足"，加之孩子神经系统发育还不成熟，缺乏自控能力，就容易加重脾胃负担。因此，家长要科学正确地喂养，帮助孩子在饮食上进行节制，提升脾胃运化能力，尽量避免孩子积食。

## ● 饮食结构安排合理

很多孩子的脾胃虚弱
和吃肉过多有关。肉食比
蔬菜更美味，所以很多孩子
成了"食肉动物"，甚至一
口青菜都不吃。大多数肉类脂
肪含量较高，口感油腻，孩子过
量食用的话，肠胃消化不了，只能积
聚在肠胃中，加重脾胃的负担，让脾胃变得
更加虚弱。此外，肉类中几乎没有膳食纤维，而肠胃
没有膳食纤维的帮助，容易引发便秘。因此，家长要调
整好孩子的饮食结构，不要一味放纵孩子进食高热量、高
脂肪的食物，注意荤素搭配，为孩子准备一些口味清淡、
易于消化的食物，为脾胃减减负，只有这样，脾运胃纳的
功能才能正常发挥。

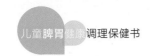

## ● 让孩子吃七八分饱

俗话说："若要小儿安，三分饥与寒。"意思是说，要想孩子不生病，
就不要给孩子吃得太饱、穿得太多。无论是多么有营养、对孩子生长发育多
么有益的食物，都不能吃得太多，否则不但营养得不到吸收，还会导致积
食，加重消化系统的负担，脾胃易受损伤。因此，家长要把握好孩子的进食
量，每一顿都不能吃太饱，七八分饱较为适宜，尤其是晚饭，留给脾胃充足
的空间和休息时间。对于那些脾胃功能较弱的孩子，家长更应该重视，肉类
尽量安排在中午吃，晚饭以好消化的面条、粥类为主，配合应季的蔬菜，这
样更有利于消化吸收。

## ● 山楂——健脾消食小能手

山楂又名山里红，是常用的药食同源食物之一。山楂味酸，性温，气血并行，化瘀而不伤新血，行滞气而不伤正气，自古以来就被誉为健脾开胃、消食化积、活血化瘀的良药。为什么山楂有如此奇效呢？现代药理研究发现，山楂中含有黄酮类化合物、有机酸、磷脂、维生素C、维生素$B_2$等营养物质，其中的有机酸能有效促进消化，减少积滞，常用于治疗消化不良。因此，当孩子积食时，用山楂来消食化积是一个很不错的选择。《本草纲目》中对山楂的功效就有十分精准的判断："化饮食，消肉积。"山楂对于肉食过量导致的积食有很好的效果，对喜欢吃肉、消化不好的孩子来说，常吃些山楂很有必要。需要提醒家长的是，山楂虽是消积耗气之品，能消化饮食，但倘若胃中无食积，而本身又脾胃虚弱、不思饮食，那么再多吃山楂则会反过来克伐脾胃的生发之气。所以，山楂虽好，但不能贪多，更不能天天吃。

# 家长课堂

### 如何选购山楂？

选购山楂也有讲究。每年8—10月是山楂成熟的时间，家长不妨买一些回家。新鲜的山楂颜色亮红且肉质紧实，放在手里有坠手感。如果山楂颜色深红，捏起来很软，表明被采摘下来的时间较长，不新鲜。

如果是购买干山楂片，则要挑选皮色红艳、肉色嫩黄的。抓一些山楂片捏紧，松手后能立即散开，说明其比较干燥，可以放心购买。

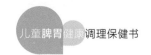
## ● 健脾化滞食疗方

### 山楂红枣茶

**材料：** 干山楂片10克，红枣5枚，蜂蜜适量。

**做法：**

1.将干山楂片放进锅中焙至焦黄；红枣也可进行炒制，待表面呈深红色即可。

2.将干山楂片和红枣一起放进盛有清水的砂锅中，中大火煎煮15分钟，关火后稍微晾凉，加入适量蜂蜜搅拌均匀后可直接饮用。

**用量用法：** 每天2～3次，连喝两天就能缓解积食引起的不适。

### 山楂炒雪梨

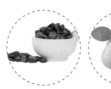

**材料：** 鲜山楂100克，雪梨300克，白糖少许。

**做法：**

1.鲜山楂洗净去核；雪梨去皮去核，切成细丝。

2.将白糖放进锅里，加适量清水，熬至白糖溶化并且能拉丝时，放入鲜山楂、梨丝翻炒均匀即可。

**用量用法：** 本品对食积不化、胃中积热有良好效果。每天1次，一般2～3天后可见效。

## 糖雪球

**材料：** 鲜山楂300克，白糖100克，白醋6毫升。

**做法：**

1.鲜山楂清洗干净后晾干，去蒂去核。

2.锅里倒入100毫升水，放入白糖，用中火将白糖炒化，熬成糖浆。

3.待糖浆表面的大泡变成小泡，倒入白醋，关火。

4.将白醋搅拌均匀，倒入鲜山楂，不停地翻炒5～6分钟，至山楂表面的糖浆变成白色的糖霜即可。

**用量用法：** 餐后吃2～3粒，一般2～3天就能起到消食健脾之效。

## 山楂苹果汤

**材料：** 干山楂片8克，苹果1个，红枣4枚。

**做法：**

1.苹果洗净切小块，红枣去核切小块。

2.干山楂片、苹果块、红枣块一起加水煮40分钟左右即可。

**用量用法：** 每天喝2次，一般2～3天就能见效。

# 家长课堂

## 能把大山楂丸当作零食吃，来预防小孩积食吗？

有些家长其实并不了解大山楂丸的适应证，只是听说它能消食，并不知道是否适合自己家的孩子吃。大山楂丸的主要成分虽然是山楂，但毕竟属于中药丸，家长有必要了解清楚它的适应证及用法用量。

大山楂丸的主要成分为山楂、炒麦芽、炒神曲，比例约为10：1：1，它们都是具有消食导滞功效的中药材。但是大山楂丸并不能针对所有积食。如果孩子平时消化功能不错，只是吃撑吃胀导致胃积，即这些未消化的食物大多积滞在胃部，吃点大山楂丸则可以带动孩子的胃，及时清理胃积；但如果孩子脾胃虚，长期积食，有时吃得少也积食，而胃里积滞的食物比较少，更多在脾，这种情况服用大山楂丸的效果不大。

大山楂丸也不宜长期服用。大山楂丸酸酸甜甜的，吃起来像零食，孩子比较喜欢，家长可能也认为其主要成分是山楂，多吃点并不会影响身体健康，就让孩子当作零食吃。实际上，这种做法并不可取。长期食用大山楂丸反而会泄阳气，阳气不足，脾胃无力运化，积食、便秘反而会越来越严重。

大山楂丸参考用量如下：1岁以下，在医生指导下服用；1~3岁，每天1/3粒，1天1次；3岁以上，每天半粒，1天1次。

## 运动健脾胃，跑跑跳跳消积食

对于上学的孩子来说，平时功课繁忙，好不容易到了休息的时候，会更愿意宅在家里看电视、玩电脑。殊不知，久坐不动，或窝在沙发上看电视，都会使胃部受到压迫，脾胃的消化功能受到影响，从而使摄入的食物无法及时消化，很容易导致积食。

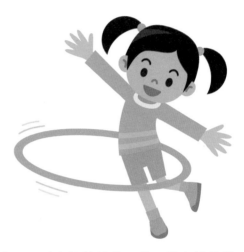

运动是一种很好的促进脾胃消化的方式，运动不仅有助于促进气血通畅，帮助脏器正常运转，提升脾胃的运化功能，还可以带动肠胃蠕动，促进肠胃对食物的消化吸收，能有效改善孩子积食的状况。因此，孩子要想脾胃好，适当运动少不了。

家长平时可以多带孩子做做体育活动，比如跑步、跳绳等运动，可以在锻炼身体的同时带动消化系统蠕动，从而减轻脾胃负担，起到健脾强胃的功效，轻松解决积食问题。年龄稍大一些的孩子可以在家长的帮助下进行仰卧起坐训练，这样有助于提升肠胃的消化功能，能预防和缓解肠道动力不足的问题。骑自行车、爬山等运动可让体内气血顺畅，使脾胃功能得到强化，也能缓解孩子的积食症状。饭后散步配合深呼吸，以腹肌收缩带动腹壁肌肉对肠胃进行按摩，可以强健脾胃，起到消食化积、调理脾胃功能的作用。家长还可以引导孩子将双手重叠置于腹部，正反方向交替摩腹，每天边散步边摩腹20分钟左右，孩子的脾胃功能会有很大改善。如果时间允许，还可以去郊外走一走，贴近自然的环境会让孩子有新鲜感，心情也会更舒畅。

但家长需要注意的是，每次运动必须有所节制，并不是运动越多越好，过量的体力消耗会伤及身体，对脾胃健康也不利。而且要掌握好运动时机，饭前过度运动，会影响食欲；饭后立刻运动，不利于消化。最好是家长能和

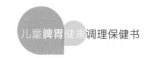
孩子一起进行亲子运动，这样既可以锻炼身体，又可以增进亲子关系，这对孩子的身心健康十分有利。

# 孩子积食，揉揉肚子见效快

从中医学的角度来看，腹部是五脏六腑所居之处，作为肝经、胆经、肾经、胃经、脾经及任脉、冲脉、带脉经过的地方，被誉为"五脏六腑之宫城，阴阳气血之发源，气机升降之枢纽"。腹部不通，则全身经络不通，气血运行受阻，脏腑机能自然出问题。古人认为，揉腹可"通和上下，分理阴阳，去旧生新，充实五脏，驱外感之诸邪，清内生之百症"。《黄帝内经》中有记载："腹部按揉，养生一诀。"孙思邈也说："腹宜常摩，可祛百病。"

孩子积食，胃就会不舒服，表现为腹部胀满、胃部发堵，不想吃饭，消化也不好，还有可能变得烦躁不安。这时家长不妨给孩子揉一揉肚子，既能帮孩子缓解身体不适，又能有效改善积食症状。

## ● 揉腹的方法

孩子仰卧，两腿平伸，全身自然放松。家长搓热双手，五指并拢，然后将一只手放在孩子的腹部，微微向下压，摩腹时手掌微微带动孩子腹部的皮肉，按顺时针方向成圈轻轻揉腹36次，然后按逆时针的方向继续揉腹9次（如果孩子身体虚弱可再加9次），完成一次按摩。连续按揉30分钟左右为宜。中医学认

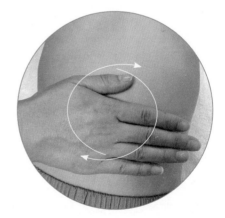

为，顺时针为清，逆时针为补，孩子积食时要多清少补，所以会出现正反不同方向、不同次数的按摩手法。

家长在操作的时候必须凝神静虑，动作轻柔、缓慢，不能用蛮力，保持呼吸匀畅，切忌闭气着力。揉腹时孩子出现腹内温热感、饥饿感，或产生肠鸣音、排气等，属于正常反应，不必担心。

# 中医推拿，轻松消积食

积食主要是由于进食过多、饮食不规律等，造成食物在消化系统中滞留时间过长，导致肠胃功能失调，形成肠胃疾患。家长可以通过推拿的方式给孩子进行相应穴位的按摩，以帮助其消食化积、强健脾胃。

### 清大肠经

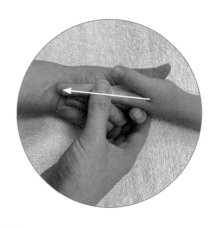

**穴位定位：**位于食指桡侧缘，自食指指尖至虎口呈一条直线。

**操作手法：**家长用一只手托住孩子的手掌，暴露食指桡侧缘，用另一只手的拇指指腹从孩子手掌虎口直推向食指指尖，推100～200次。

**功效主治：**清利肠腑、除湿热、导积滞，多用于治疗便秘、积食等病症。

### 揉板门

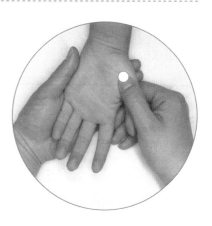

**穴位定位：**位于手掌大拇指下方大鱼际处，即伸开手掌后突起的最高处。

**操作手法：**家长用一只手固定孩子的手掌，用另一只手的中指指腹揉孩子的板门穴50～100次。

**功效主治：**健脾胃、消食化滞，多用于防治积食、腹胀、食欲不振。

### 顺运内八卦

穴位定位：位于手掌面，以掌心为圆心，从圆心至中指指根2/3处为半径画圆，这个圆所在的位置就是内八卦。

操作手法：家长用一只手托住孩子的手掌，用另一只手的拇指指腹按顺时针方向推运内八卦，运100~200次。运的感觉为接触皮肤，不产生压力，像是悬空。

功效主治：化滞消食，常用于治疗食欲不振等病症。

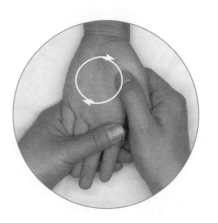

### 推四横纹

穴位定位：位于手掌面，食指、中指、无名指、小指的第一指间关节的横纹处。

操作手法：家长用一只手将孩子的四指并拢，用另一只手的拇指指腹在穴位上横向来回直推。

功效主治：四横纹为化食消导的重要穴位。推四横纹可以消食开胃，有利于改善厌食、积食症状。

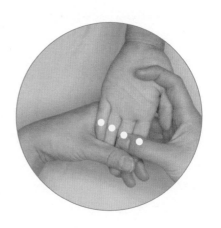

**捏脊**

穴位定位：位于腰背部正中间，从颈部的大椎穴到下腰骶部的长强穴，两个穴位连成的一条直线上。

操作手法：家长用双手的拇指和食指自下而上捏孩子脊旁1.5寸处。一般一天捏3~5次。

功效主治：消食化积、强身健体，常用于治疗小儿积食、发热、呕吐、腹痛等病症。

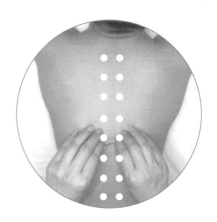

**下推七节骨**

穴位定位：位于腰骶正中，第4腰椎至尾椎骨端，呈一条直线。

操作手法：家长用一只手的拇指或者食指、中指指端自上而下直推孩子的七节骨，推100~300次。

功效主治：能起到润肠通便和清热泻火的作用，对治疗孩子的便秘、腹胀、腹痛等都有一定的效果。

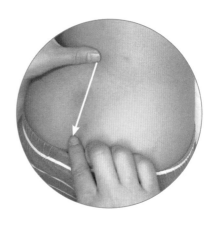

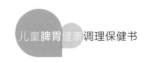

# 孩子便秘，
# 重在恢复脾胃运化功能

小儿便秘是由排便规律改变所致，具体表现为排便次数明显减少，大便干燥、坚硬、秘结不通，排便时间间隔较久（超过2天），无规律，或虽有便意但不能排出。

随着生活水平的不断提高、人们饮食习惯的改变，小儿便秘的患病率和发病率逐渐上升，便秘已成为儿童消化道疾病中的常见病，严重困扰着家长和孩子。孩子常常因大便干结、排便困难疼痛而抑制便意，导致不能及时排便；而不及时排便会导致大便在肠道中留滞、水分被吸收，导致大便更加难以排出，并形成恶性循环，对孩子的身体和心理均产生不利影响。

## 脾虚胃热、饮食不当，引起便秘

大便堪称孩子健康的"晴雨表"，大便的形状、颜色、气味及一天的大便次数，都反映了孩子的饮食和消化吸收的状况。中医学认为，孩子便秘与脾胃虚弱及肠胃积热有关。

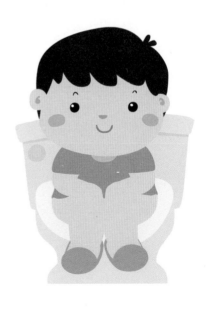

脾主肌肉，肠道的肌肉也归脾气所主，脾气虚时，肠道就蠕动无力。孩子脾脏功能尚未发育完善，如果在日常生活中不好好养护脾脏，就很容易导致脾脏运化功能失常，无力推动肠道运行，大肠的传

导功能也就会失常，那么消化后的食物残渣等就会滞留在大肠内，无法正常排出，进而形成便秘。

肠胃积热，主要是指肠胃有火，这个"火"主要源于不健康的生活方式和不合理的饮食结构。例如，孩子喝水太少，饮食过于精细；中午不睡觉，晚上十一二点还在玩；喜欢吃肉、甜腻或油炸的食物，不爱吃蔬菜和水果；饮食没有节制，经常暴饮暴食等。这些都会导致肠胃积热，肠热就会灼伤大肠内的津液，使得肠燥津枯，大肠就会吸收粪便中的水分，造成大便干燥、难以排出，从而引发便秘。

在中医学看来，小儿便秘有虚实之分。一般来说，脾虚所导致的为虚证便秘，表现为大便不干，但排出困难，常伴有面色苍白、身体消瘦、神疲乏力、舌苔白等症状，家长帮助孩子调理时重在润肠通便、益气养血；实证便秘常由饮食不当、肠胃燥热所致，表现为大便干结，如羊粪状，孩子排便时比较吃力，常伴有腹胀、口臭、尿黄、烦躁、舌苔黄等症状，家长帮助孩子调理时应注重泻热导滞。

## 家长课堂

### 器质性病变也会导致便秘，家长不能掉以轻心

一些肠管、肛门器质性病变也会导致便秘，如肛门直肠畸形（闭锁或狭窄）、肛裂、肠梗阻、肠套叠等。因此，当孩子出现便秘时，家长应带他去医院检查，排除器质性病变，再对症治疗。

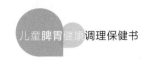

# 辨别孩子便秘的小信号

孩子长期便秘，使大便在肠道内存留时间过长，可引起腹痛、腹胀、食欲减退等症状，严重的还会影响孩子的生长发育，表现为个子低矮或虚胖，甚至会造成生长发育迟缓。此外，便秘的患儿在用力排便或不敢排便时，可能引发痔疮、肛裂，严重时可以形成腹疝。如果孩子便秘，家长应重视，及时查找原因并调整。但是有很多家长拿不准自家的孩子是否便秘，实际上，每个孩子的排便频率存在一定的差异。一般来说，孩子两三天排一次便，或者一天排两三次便都是正常的。只要孩子的大便性状及量基本正常，排便过程不是很费力，孩子的食欲、身体状态及体重等均无异常，就无须过于担心。孩子便秘也会有一些小信号发出，只要家长平时仔细观察就能分辨出来。

## ● 孩子便秘的小信号

- 大便次数：孩子排便的次数较平时有所减少，尤其是连续 3 天以上都没有排便。

- 大便的量和质地：大便量少，发硬，颜色发黑或者发灰，形状像羊粪粒。

- 孩子的食欲减退：孩子吃得比平时少，没什么胃口。

- 排便时是否费力：孩子排便时十分费力，小脸憋得通红，甚至肛裂出血。

- 是否腹胀：肚子胀胀的、硬硬的，敲一敲会有响声，有时候还会肚子疼。

## 家长课堂

**正常大便的颜色和形状**

随着孩子逐渐长大，一日三餐成为营养的主要来源，孩子的大便应质地软硬适中，表面光滑，无裂纹褶皱，呈香蕉状，无明显臭鸡蛋味、酸腐味，颜色呈浅褐色或黄色。

如果大便偏稀或前干后稀，大便上有裂纹，呈玉米条状、葡萄串状、羊粪粒状等，都不是正常大便。

# 孩子便秘，饮食来帮助

孩子便秘大多是因为饮食不当引起脾胃功能失调，因此还是要从饮食着手进行调理。

## ● 日常饮食注意粗细搭配

随着生活水平的提高，人们在日常生活中大鱼大肉吃得越来越多，谷物类食物吃得越来越少。许多家长担心孩子消化不好，给孩子吃的食物更加精细，主食都是精加工的精白米、精白面。精米精面制成的食物确实更易消化，口感也更好，孩子也更爱吃。但精米精面在加工过程中流失了很多膳食纤维，如果常吃这些细粮，会导致膳食纤维的摄入量减少，没有足够的食物残渣来刺激肠道蠕动，造成肠道蠕动缓慢、排便不畅，进而导致便秘。因此，不管是从便秘的预防还是调理角度来说，给孩子的饮食都不要过于精细，应适当给孩子吃些小米、紫米、燕麦、黄豆、绿豆、土豆、红薯、山药、玉米等。因为这些粗粮、杂粮消化后残渣较多，可以增加对肠道的刺

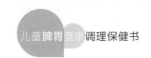
激，加速大便排出。

当然粗粮和杂粮也不是吃得越多越好。这是因为孩子肠胃功能比较弱，而粗粮中含有丰富的膳食纤维，食用过多的话容易导致胃胀、胃酸，也容易造成营养吸收不平衡。一般来说，孩子每天食用的粗粮不宜超过100克，并要讲究粗细搭配，比如做馒头时在精面粉中加入玉米粉或黄豆粉，将燕麦片煮熟后，加入牛奶、葡萄干、苹果丁等做成水果燕麦羹，这样既营养健康，又能预防便秘。

## 家长课堂

### 认识"肠道清道夫"——膳食纤维

膳食纤维堪称肠道清道夫，对人体的健康大有益处。膳食纤维主要来自植物的细胞壁，包含树胶、果胶、木质素、纤维素、半纤维素等，可以分为可溶性和不可溶性。其中，可溶性膳食纤维能软化粪便，降低血液胆固醇，调节血糖，降低心血管病发生的风险；不可溶性膳食纤维能在肠道内吸水膨胀，刺激肠壁，加快肠道蠕动的同时可吸附有害物质，并将其排出体外。

## ● 适当多吃润肠的食物

经常便秘的孩子，在日常饮食中应适当吃一些润肠通便的食物，可以起到预防和缓解便秘的作用。

常见的有芹菜、白菜、菠菜、莜麦菜等绿色蔬菜，还有香菇、燕麦、魔芋等膳食纤维含量比较高的食物，这些都有润肠通便的功效。还有苹果、橘子、香蕉、葡萄、火龙果、猕猴桃等水果，也都有润肠通便的功效。

很多家长认为香蕉的通便效果比较好，其实并非所有的香蕉都有润肠通便作用。熟透的香蕉确实可以促进肠胃蠕动，而吃生香蕉的效果却恰恰相反，会阻碍肠胃蠕动，从而导致便秘加剧，因为没有熟透的香蕉含较多单宁酸，对消化道有收敛作用，会抑制肠胃液分泌并抑制肠胃蠕动。选购香蕉的时候要注意，如果想要达到通便效果，最好选择熟透了的香蕉。如果购买的是未熟的香蕉，可以放在通风处，存放至表皮有黑斑，但内里质地并未改变时吃。

### ● 不吃油炸、烧烤、辛辣刺激类食物

油炸、烧烤类食物缺乏维生素和水分，不能对肠道形成一定量的刺激，肠道蠕动缓慢，不能及时将食物残渣推向大肠，在肠内停留时间过长，水分被过多吸收而使粪便干燥，引发便秘。

辛辣刺激类食物会刺激胃黏膜，导致肠胃蠕动减慢，且辛辣的食物具有刺激性，属于热性食物，吃太多容易上火，导致大便干结，排便困难，从而引起便秘。

### ● 补铁、补钙不过量

铁是血红蛋白中很重要的成分，参与红细胞中血红蛋白的构成，将氧气运输到全身各组织细胞中，对孩子的生长发育至关重要。缺铁的孩子由于血容量减少，血液携氧能力降低，不能将氧气及时输送到体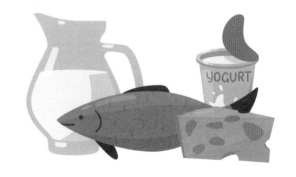内各组织细胞中，会引起精神不振、烦躁不安、食欲减退等症状，严重的还会导致缺铁性贫血，影响大脑发育等。因此，很多家长平时喜欢给孩子补铁，以预防缺铁性贫血。

铁虽然对孩子的生长发育很重要，但补铁也并非多多益善。因为铁剂主要通过肠道进行吸收，而铁剂进入胃肠道后会吸收肠道中的水分，进而可导致大便干燥，诱发便秘。因此，一般不建议家长给便秘的孩子服用含铁的营养品。如果孩子确实缺铁，应在医生的指导下选用补铁制剂进行补充，谨防过量补铁。

钙对人体健康的重要性众所周知。特别是对正处于生长发育阶段的孩子来说，稳定的钙供应能支持他们健康成长。因此，除了正常饮食，家长往往还会给孩子喝高钙奶、吃钙片。但钙补多了也有可能导致便秘，这是因为钙在肠道中和大便的不溶性物质结合后，会使大便干结。此外，如果过多的钙不能被人体吸收，就会从肾脏排出体外，这个过程还会加重肾脏的负担。而且体内的钙多了，还会抑制人体对铁、锌的吸收，进而导致人体缺锌、缺铁。因此，建议家长不要盲目给孩子补钙，最好让孩子从正常饮食中获取。如果发现孩子有缺钙等问题，最好先带孩子到医院检查，再根据医生的建议来补充钙质。

### ● 补充足够的水分

水是人体不可缺少的物质，充足的水分可以润滑肠道，有助于保持肠道内水分充足，并软化大便，以利于其排出。如果孩子喝水不足，造成身体缺水，大便中的水分就会被大肠吸收，使大便变得干燥，造成便秘。因此，要想预防和调理孩子便秘，家长要鼓励孩子多喝水，保证每天的饮水量。一般来说，1岁以下的婴儿，如果是纯母乳喂养，6个月内不需要额外补充水分，如果有便秘现象，可以喂少量白开水；如果是混合喂养或用配方奶喂养，则要适当补充水分。稍大一点的孩子，则要保证每天的饮水量。通常孩子大约每天每千克体重需饮120～150毫升水，夏天天气炎热，孩子出汗较多，可以适量给孩子多喝点水。但水也不是喝得越多越好，如果喝进去的水超过孩子身体的需水量，就会加重脾肺的负担，使脾肺功能受到影响，不利于改善便秘症状。

### ● 润肠通便食谱推荐

#### 青豆炒玉米

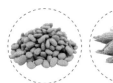

**材料：** 青豆粒80克，玉米粒100克，红椒10克，食用油5毫升，盐少许。

**做法：**

1.红椒洗净，切成丁。

2.将青豆粒、玉米粒放入沸水锅中，焯3分钟，捞出待用。

3.炒锅中倒入适量食用油烧热，放入红椒丁，倒入焯好的食材，炒熟，加入少许盐，翻炒均匀即可。

**功效：** 润肠通便，促进消化。

#### 翠衣香蕉茶

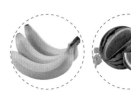

**材料：** 香蕉200克，西瓜皮100克，冰糖适量。

**做法：**

1.西瓜皮削去外层绿衣，切成片状；香蕉剥皮，切成均匀的小段。

2.砂锅中注入适量的清水，倒入西瓜皮、香蕉，搅拌均匀，大火煮开后转小火煮20分钟。

3.倒入适量的冰糖，继续煮5分钟至冰糖完全溶化即可。

**功效：** 润肠道，清热解毒。

## 肉末茄泥

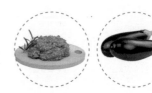

**材料：**肉末50克，茄子120克，上海青少许，盐少许，生抽、食用油适量。

**做法：**

1.茄子洗净后去皮，切成条；上海青洗净后切成碎粒。

2.把茄子放入烧开的蒸锅中，用中火蒸15分钟至熟。

3.把蒸熟的茄子取出，晾凉，压烂，剁成泥。

4.用油起锅，倒入肉末，翻炒至松散，放入生抽，炒匀，放入切好的上海青，炒匀，倒入茄子泥，加入少许盐，翻炒均匀即可。

**功效：**活血宽肠，通便。

## 银耳莲子马蹄羹

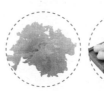

**材料：**水发银耳150克，去皮马蹄80克，水发莲子30克，枸杞子10克，冰糖15克。

**做法：**

1.去皮马蹄洗净切碎，水发莲子洗净去心，水发银耳撕成小朵。

2.砂锅中注入适量清水烧开，倒入去皮马蹄、水发莲子、水发银耳，搅拌均匀，大火煮开转小火煮1小时至食材煮熟。

3.加入冰糖、枸杞子，拌匀，继续煮10分钟至冰糖溶化即可。

**功效：**滋阴润肺，润肠通便。

# 好的生活习惯可预防便秘

除了良好的饮食习惯，良好的生活习惯也可以帮助孩子远离便秘的困扰。

## ● 晨起喝杯温开水

便秘是因为粪便在大肠内停留的时间太长，其所含的水分被大量吸收，导致粪便变得干燥，从而难以排出。肠道排泄离不开水，想要通便，必须为肠道补充充足的水分。早晨起床后，让孩子空腹喝一杯温开水，能清洗肠道，刺激肠胃的蠕动，排出其中的垃圾和毒素，使肠胃呈现良好的状态。同时，水分可以立即被输送到大肠，增加体内粪便的含水量，从而促进排便。不过，早上空腹喝水要注意以下几个方面，这样才能让肠胃更健康、排便更通畅。

- 喝水宜大口不宜小口。小口喝水，水流速度慢，易产生小便；大口喝水则能尽快到达结肠，刺激肠胃蠕动。
- 一次喝水量宜控制在 300 毫升左右。
- 水温不能太低，更不能喝生冷的水，以免给肠胃带来不良刺激。

## ● 适当运动

运动可增加肠道蠕动，促进排便。长期坚持科学运动，能改善消化系统，促进新陈代谢，有效改善便秘症状。因此，家长要保证孩子每日有一定的运动量。

家长也可在孩子临睡前，以其肚脐为中心按顺时针方向轻轻按摩其腹部，这样不仅可以促进孩子的肠道蠕动，还有助于其入眠。

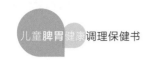

## ● 养成良好的排便习惯

不按时排便是导致孩子便秘的原因之一。良好的排便习惯，能预防和缓解便秘，让肠道更通畅。一般来说，孩子1岁半以后，家长就可以有意识地培养他的排便习惯了。7岁以下的孩子，其腹部及骨盆腔的肌肉正处在发育阶段，排便反射的功能尚不完善，因此家长需要经常提醒孩子。家长可以帮孩子固定排便时间，一到这个时间点，就提醒孩子去洗手间排便。一开始家长可以陪伴孩子排便，每次10分钟左右，慢慢帮助孩子养成定时排便的习惯。排便前可给孩子喝杯果汁或温蜂蜜水润润肠，有助于其顺利排便。

培养孩子良好排便习惯的同时，家长还需要告诫孩子以下几点：

**要定时排便**

家长在培养孩子的排便习惯时，每天帮孩子固定好排便时间，即使没有便意，也让孩子定时蹲厕所，这样有助于其形成排便条件反射。一般建议起床后或早餐后排便。

**不要忍便**

由于人的排便反射受大脑皮质的控制，因此意识可控制排便。正常情况下，人的直肠内通常是没有粪便的，当肠道的蠕动将粪便推入直肠时，刺激了直肠壁内的感受器，排便冲动经盆内脏神经和髂腹下神经传至脊髓腰骶段的初级排便中枢，同时上传到大脑皮层，引起便意。如果孩子有了便意后却忍着不去排便，使已经到达直肠的粪便又返回到结肠，直肠就会逐渐失去对粪便压力刺激的正常敏感性。久而久之，大肠对发出的便意信号反应越来越迟钝，渐渐地就没有便意了，最终就会发展成习惯性便秘。

**排便时别太用力**

排便时过于用力也是造成便秘的一个重要因素。一般情况下，人的直肠与肛门的角度呈90°。人在排便时，盆底肌肉放松，直肠与肛门的角度扩张至130°，从而使大便顺畅地排出体外。倘若排便时过于用力，盆底肌肉和肛门括约肌就会变得紧张，此时直肠与肛门的角度仍呈90°，导致肛门闭合，无法排便，进而引发便秘。

**专心排便**

家长应告诉孩子，排便时要集中注意力。如果排便时看书、玩玩具、玩手机等，均会分散注意力，从而影响其对肛门肌肉的控制，不利于排便。

## ● 谨防心理性便秘

在日常生活中，大多数家长认为孩子便秘都是饮食不当造成的，但事实上，除了饮食不当，心理因素也是造成孩子便秘的一大原因。

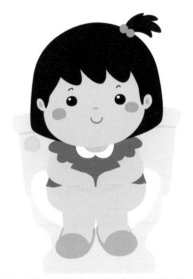

心理性便秘容易在2～3岁的孩子身上发生，这一年龄段的孩子已慢慢开始懂事，同时逐渐产生了一定的自制能力。当排便过程中出现不适或疼痛感，尤其是偶尔排便困难，孩子不由自主地就对排便产生了恐惧感。还有的家长过分讲卫生，经常对孩子讲大便脏、臭，孩子排便时一旦弄脏了裤子或地面就会受到家长严厉的训斥，使孩子对大便产生了厌恶感。有的孩子晚上大便时，厕所无

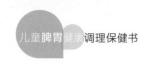

灯或无人陪伴，就会产生恐惧和孤独感，想解大便也不愿意上厕所，时间久了，就会导致便秘。

孩子一旦产生了心理性便秘，不但会增加便秘的痛苦，还会给心灵留下难以抹去的阴影。因此，家长要认真帮助孩子解除心理上的负担，让孩子知道排便是一种正常的生理现象，并且给孩子营造一个良好的排便环境，让孩子摆脱心理性便秘的困扰，逐渐养成每天定时排便的良好习惯。

首先，家长要正确引导孩子，让孩子意识到排便是一种正常的生理现象。对孩子不小心弄脏地板或裤子的现象，不要进行埋怨或斥责，要给予理解和关爱。

其次，给孩子营造一个良好的排便环境。如果孩子夜间要排便，建议家长陪同，给孩子一些安全感。

最后，鼓励孩子多运动，尤其是一些有利于促进排便的运动。家长平时要多跟孩子沟通、交流生活中遇到的问题，特别是在排便方面，给予孩子生活上和心理上的帮助。

## 推拿按摩，消滞通便效果好

除了从饮食和生活两个方面防治便秘，推拿也是有效缓解便秘的好方法。小儿推拿不仅可以减少服药带来的不良反应，还可以调节全身的气血运行。如果是在腹部推拿，还可以促进肠道蠕动，进而缓解便秘。

### ● 实证便秘推拿手法

实证便秘常是由肠胃燥热所致，调理时应注重泻热导滞、清热通便。

### 清大肠经

**穴位定位**：位于食指桡侧缘，自食指指尖至虎口呈一条直线。

**推拿方法**：家长用一只手托住孩子的手掌，暴露食指桡侧缘，然后用另一只手的拇指指腹从孩子手掌虎口直推向食指指尖。推100~200次。

**功效主治**：清利肠腑、除湿热、导积滞，多用于治疗便秘、食积等病症。

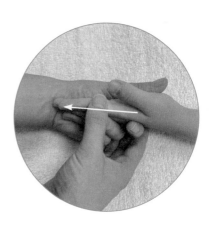

### 揉天枢

**穴位定位**：位于腹中部，横平脐中，前正中线旁开2寸。

**推拿方法**：家长用拇指指腹揉按孩子的天枢穴，每穴各揉按80~100次。

**功效主治**：疏调肠腑、理气行滞、消食，常用于治疗便秘、腹痛、腹泻、肠炎等消化系统疾病。

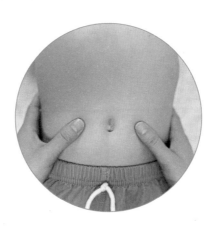

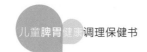

### 下推七节骨

**穴位定位：**位于腰骶正中，第4腰椎至尾椎骨端，呈一条直线。

**推拿方法：**家长用一只手的拇指或者食指、中指指端自上而下直推孩子的七节骨，推100～300次。

**功效主治：**润肠、通便、清热泻火，对治疗孩子的便秘、腹胀、腹泻有一定的效果。

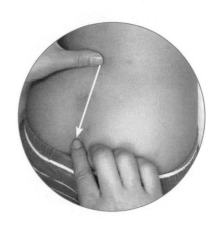

- - - - - - - - - - - - - - - - - - - - - - - - - - - - - - - - - - - - - -

#### ● 虚证便秘推拿手法

虚证便秘大多是由脾虚所致，调理时应注重润肠通便、益气养血。

### 补脾经

**穴位定位：**位于拇指桡侧缘末节，自拇指指尖至指根。

**推拿方法：**家长用拇指指腹从孩子的拇指指尖向指根方向直推脾经100～300次。

**功效主治：**健脾胃、补气血，可用于治疗体质虚弱、消化不良、腹泻等病症。

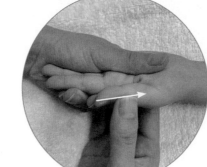

**按揉足三里**

穴位定位：位于小腿前外侧，外膝眼（膝盖骨外缘的凹陷处）下3寸，胫骨旁开1寸。

推拿方法：家长用拇指指端按揉孩子的足三里穴，每侧穴位各按揉50~100次。

功效主治：健脾补胃、补益气血，多用于治疗腹胀、腹痛、呕吐、泄泻等消化系统疾病。

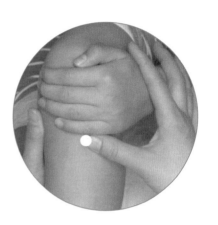

**揉龟尾**

穴位定位：位于臀部的尾椎骨处，准确位置在尾骨尖和肛门连线的中点处，俯卧取穴。

推拿方法：孩子趴在家长腿上或俯卧在床上，家长用拇指或中指指端按揉孩子的龟尾穴，每次1~3分钟。

功效主治：止泻通便、调理大肠，主治泄泻、便秘、脱肛、遗尿等病症。

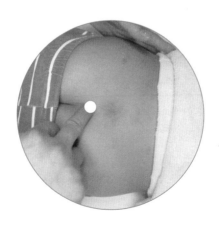

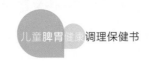

# 孩子常腹泻，**根源在脾虚**

小儿腹泻，中医学名为小儿泄泻，是以大便次数增多，粪质稀薄或如水样为特征的一种小儿常见病，在2岁以下的孩子身上最为多见。本病虽一年四季均可发生，但以夏秋季节发病率为高。孩子脾常不足，感受外邪或脾虚伤食，均可导致脾胃运化功能失调而发生腹泻。

## 孩子脾虚伤食，易腹泻

有些孩子经常拉肚子，去医院检查也查不出具体原因，难免让家长头疼。临床中，严重的小儿腹泻可长达十几天，这不仅会使摄入的营养物质无法被充分吸收，孩子消瘦无力，长期腹泻还会造成营养不良，孩子的抵抗力也会下降，容易感染各种疾病。那么，是什么原因让孩子经常腹泻呢？

在中医学看来，孩子腹泻主要是由脾虚伤食和感受外邪所致。经常腹泻的孩子，往往面色萎黄、形体清瘦、肌肉不结实、手脚冰凉、没有力气、容易疲倦、精神状态也不佳。孩子一般是吃完饭之后开始腹泻，时轻时重，持续时间比较长，容易反复，也没有明显诱因。这种腹泻往往是脾虚造成的。因为孩子脾胃虚弱，脾气不足，无法正常运化体内的水湿，所以吃完就会拉出去。如此，营养物质不能被消化吸收，孩子的生长发育就会受到很大影响。因此，要想防治小儿腹泻，还需养护好孩子的脾胃，科学喂养，增强孩子的抵抗力。

有些孩子腹泻是吃太多，消化不良所致。由于家长喂养不当，小孩本身不知节制，吃进去的食物积压在肠胃，损伤了肠胃，导致肠胃功能失调而引起腹泻。

孩子感受寒邪或热邪也可能导致腹泻。同样是感冒，有些孩子打喷嚏、流鼻涕、发热、咳嗽，有些孩子却腹泻。这是因为不管是感受寒邪还是感受热邪，邪气都会侵犯脾胃，如果孩子的脾胃本来就虚弱，受到邪气的侵扰，很容易导致运化功能失常，从而引起腹泻。湿热泻多发生在夏季，外界湿热天气容易使孩子气血流通不畅，脾胃运化传导功能失调，进而引起大便稀薄或急迫暴注；寒湿泻常由天气变化，孩子没有注意保暖，肚子受凉而致，或是因过食生冷的食物，外感风寒邪气损伤脾胃而致。

| | |
|---|---|
| **小儿脾虚泻的主要症状** | 大便次数增多，大便不成形或呈水样，大便中可能夹杂着未消化的食物残渣，同时伴有消化不良、食欲下降、神疲乏力、气短、头晕、面色萎黄、四肢不温、日渐消瘦等表现。这种腹泻，应以健脾益气、温阳止泻的方式来调理。 |
| **小儿伤食泻的主要症状** | 腹胀、腹痛，或伴有呕吐，大便量多，稀薄、有食物残渣或乳块状物，气味酸臭，孩子在腹泻之前常哭闹，拉完腹痛可缓解。对于这种腹泻，在治疗上以消食导滞、健脾和中为主。 |
| **小儿寒湿泻的主要症状** | 大便清稀多沫或呈水样，色淡不臭；患儿肠鸣腹痛，小便清长，面色淡白，同时会有一些伤风的症状，如恶寒、发热、鼻塞流涕、咳嗽等。对于这种类型的腹泻，在治疗上以温中散寒、化湿止泻为主。 |
| **小儿湿热泻的主要症状** | 大便次数明显增多，大便急迫，肛门部位出现灼热的感觉，大便色黄而臭，有时伴随腹痛，患儿食欲常不佳，身热烦渴，小便少且尿色偏黄。对于这种类型的腹泻，在治疗上主要是以清热利湿、调中止泻为主。 |

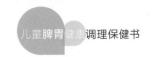

## 孩子常腹泻，饮食来调养

腹泻是一种比较常见的消化系统疾病，但给孩子带来的危害特别大，家长一定要重视起来。对于脾胃虚弱的孩子，想要从根源上改善腹泻症状，应该多关注饮食细节，调理好孩子的脾胃。

**多吃清淡、易消化的食物**

经常腹泻的孩子饮食宜清淡，多食用易消化的食物，如小米粥、蔬菜粥、山药粥等，避免增加胃肠道负担，以改善腹泻症状。而且清淡的饮食正合孩子脾胃的喜好，有助于健脾养胃。

**不能让孩子吃太饱**

孩子腹泻与脾胃虚弱有很大关系，前面我们也强调过要给孩子吃七八分饱，这对养护孩子的脾胃十分重要。脾胃怕撑，孩子吃七八分饱，给脾胃的消化吸收留出一定的空间，脾胃才能正常工作。但很多家长担心孩子吃不饱，一个劲儿地让孩子多吃，加之孩子总控制不住自己贪吃，每一顿都吃得饱饱的。殊不知，这在无形之中给孩子的脾胃带来了很大负担。

**不能让孩子吃寒凉食物**

中医学认为，孩子脏腑娇嫩，形气未充，属稚阴稚阳之体，脾胃功能很脆弱。孩子生长发育需要丰富的营养物质，但必须适配其脾胃的消化功能，否则会使脾胃运化无力，不利于食物的消化与吸收，甚至引起腹泻、消化不良、胃炎等多种疾病。因此，家长平时应注意让孩子少吃寒凉食物，如冰激凌、冷饮、生冷瓜果等，否则很容易伤及脾胃，稍不注意就会引起腹痛、腹泻、呕吐等。

**及时给孩子补充水分**

腹泻会让孩子的身体流失很多水分，甚至引起脱水。因此，当腹泻发生时，家长一定要及时为孩子补充足够的水分，可以是温开水，也可以是淡盐水。不建议喝蔬果汁或运动饮料，因为它们会加重肠胃的负担。另外，如果发现孩子已经脱水，要立刻去医院进行补液，以免加重病情。

## 家长课堂

### 孩子腹泻要禁食吗?

民间有个说法，孩子腹泻要禁食，认为这样肠道可以得到适当休息。有些老一辈会听信这种说法，一旦孩子腹泻就让他禁食。其实这种认知是不科学的。孩子腹泻禁食，但胃还是会分泌胃酸，肠道也会分泌肠液，在饥饿的状态下，肠胃蠕动反而会加快，使腹泻加重。而且孩子腹泻容易导致脱水、电解质紊乱，如果不吃不喝，严重的话容易引起脱水。

孩子拉肚子会影响食欲，消化功能也会不太好，但只要孩子愿意吃，家长就可以给孩子吃些营养丰富、好消化的流质或半流质食物，如米粥、面条等。

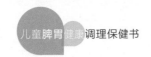

### ● 小儿腹泻推荐食谱

#### 栗子小米粥

**材料：** 水发大米150克，水发小米100克，熟板栗80克，葱花少许。

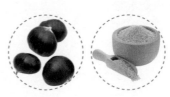

**做法：**

1.把熟板栗剁成细末，备用。

2.砂锅中注入适量清水烧开，倒入水发大米、水发小米，搅拌均匀，大火煮沸后用小火煮约30分钟，至米粒熟软。

3.倒入熟板栗，搅拌均匀，续煮片刻，盛入碗中，撒上葱花即可。

**功效：** 健脾养胃，调节肠胃功能。

#### 蛋花浓米汤

**材料：** 水发大米170克，鸡蛋1个。

**做法：**

1.将鸡蛋打入碗中，快速搅拌一会儿，制成蛋液，待用。

2.砂锅中注入适量清水烧开，倒入水发大米，搅拌均匀，大火煮开后用小火煮约30分钟，至汤汁呈乳白色。

3.捞出米粒，砂锅中倒入蛋液，搅拌均匀，至液面浮现蛋花即可。

**功效：** 补中益气，健脾胃，止泻止痢。

## 芡实大米粥

**材料：** 水发大米150克，水发芡实70克。

**做法：**

1.砂锅中注入适量清水烧开，倒入备好的水发芡实，盖上锅盖，煮开后用小火煮约10分钟至其变软。

2.揭开锅盖，倒入备好的水发大米，搅拌片刻，再盖上锅盖，用小火继续煮约30分钟至大米完全熟软，揭开锅盖，持续搅拌片刻，将煮好的粥盛出，装入碗中即可食用。

**功效：** 益肾固精，补脾止泻。

## 蒸苹果

**材料：** 苹果1个。

**做法：**

1.将洗净的苹果对半切开，削去外皮，切瓣，去核切丁，把苹果丁装入碗中。

2.将装有苹果的碗放入烧开的蒸锅中。

3.盖上锅盖，用中火蒸10分钟，揭开锅盖，将蒸好的苹果取出，冷却后即可食用。

**功效：** 健脾止泻，除烦止渴。

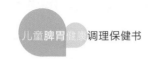 

# 生活好习惯，帮助防腹泻

要想孩子远离腹泻，除了饮食调养，生活细节也不能忽略。

## ● 注意腹部保暖

孩子腹部容易受寒，腹部一旦受凉，会刺激肠胃，加快其蠕动速度，引起肠胃不适。因此，平时要注意给孩子的腹部保暖，这对预防腹泻至关重要，即使是在炎热的夏季，家长也不能忽视。孩子夏季夜间熟睡时最好在腹部盖上薄被或毛毯，并避免空调出风口直接对着其身体吹。

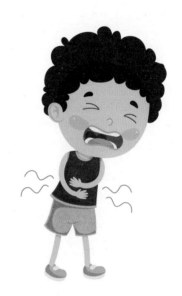

## ● 关注饮食卫生和个人卫生

正所谓病从口入，关注日常生活中的饮食卫生和个人卫生，是防治小儿腹泻的重要一步。

**家长需要这样做：**

- 从市场买回家的蔬菜和水果一定要清洗干净。

- 平时少让孩子吃剩饭剩菜。

- 不要让孩子喝生水或未完全煮沸的水。

- 孩子的餐具、玩具等日常接触的用品要定期消毒。

- 孩子的衣物要及时清洗，并在太阳下晾晒，以杀菌消毒。

- 房间的卫生要勤打扫，并开窗通风换气。

**孩子需要这样做：**

- 不要在流动摊贩、卫生条件不好的饭馆吃饭，更不要举着食物边走边吃。
- 从小养成饭前便后洗手的好习惯。
- 做好口腔护理，养成饭后漱口、早晚刷牙的好习惯。
- 注意锻炼身体，加强户外活动，增强体质，提高抵抗力。

# 孩子常腹泻，不妨试试推拿

中医学认为，孩子脏腑娇嫩、脾胃脆弱，易感外邪，从而导致腹泻。而推拿通过力度适宜的手法刺激体表穴位，疏通经络，使气血流畅，以调整各脏腑功能，促进和增强机体的抗病能力，从而达到止泻的效果。慢性腹泻，通过推拿可以得到明显改善；而如果是比较严重的腹泻，家长需要及时带孩子去医院就诊，以免延误病情。

## ● 小儿腹泻推拿基本穴位

### 摩腹揉脐

定位：腹部，肚脐周围。

推拿方法：孩子平躺，家长搓热双手，按逆时针方向给孩子摩腹3分钟，再揉肚脐1分钟。

功效主治：健脾胃、理气消食，主要用于治疗便秘、腹胀、厌食、痢疾、消化不良、腹痛、腹泻、恶心、呕吐等病症。

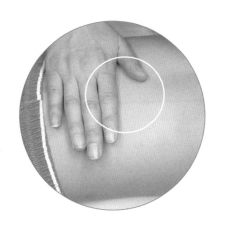

**补脾经**

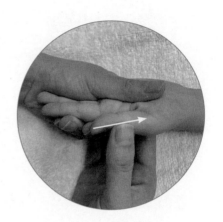

**穴位定位**：位于拇指桡侧缘末节，自拇指指尖至指根。

**推拿方法**：家长用拇指指腹从孩子的拇指指尖向指根方向直推脾经100～300次。

**功效主治**：健脾胃、补气血，可用于治疗体质虚弱、消化不良、便秘、腹泻等病症。

---

**补大肠经**

**穴位定位**：位于食指桡侧边缘，自食指指尖至虎口，呈一条直线。

**推拿方法**：家长用一只手托住孩子的手掌，然后用另一只手的拇指指腹从孩子食指指尖推向虎口，推100～300次。

**功效主治**：祛湿清热，主要用于治疗腹泻、痢疾、便秘、肛门脱垂等病症。

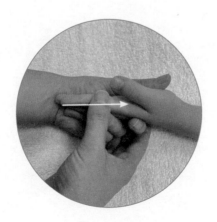

## 揉龟尾

**穴位定位：** 位于臀部的尾椎骨处，准确位置在尾骨尖和肛门连线的中点处，俯卧取穴。

**推拿方法：** 孩子趴在家长腿上或俯卧在床上，家长用拇指或中指指端按揉孩子的龟尾穴，每次1～3分钟。

**功效主治：** 止泻通便、调理大肠，主治泄泻、便秘、脱肛、遗尿等病症。

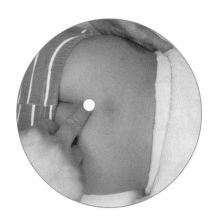

## 上推七节骨

**穴位定位：** 位于腰骶正中，第4腰椎至尾椎骨端，呈一条直线。

**推拿方法：** 家长用一只手的拇指或者食指、中指指端自下而上直推孩子的七节骨，推100～300次。

**功效主治：** 温阳止泻，对治疗腹泻、便秘、脱肛、遗尿等病症有一定的效果。

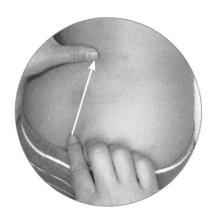

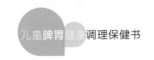
# 孩子常感冒，
## 补肺的同时也要健脾

中医学认为小儿感冒是由外感时邪所致，这是因为孩子脏腑娇嫩，形气未充，肺卫不固，正气较弱，易被风邪所侵。所以很多家长认为，孩子反复感冒是肺气不足所致。从表面上看感冒确实是肺脏疾病，但从深层次来看却牵连着脾。因为脾为肺之母，肺之气源于脾，因此如果孩子爱感冒，补肺的同时也要健脾。

### 孩子爱感冒，与脾虚有关

孩子爱感冒，大多数家长认为是因为孩子的免疫力差，其实免疫力差正意味着孩子体内正气不足。如果孩子正气不足，无法抵抗风、寒等外邪的侵袭，则很难将侵入体内的邪毒清理出去，使邪气蛰伏体内，一旦受凉或疲劳，新入侵的外邪加上体内留藏的内邪全面暴发，便导致孩子反复感冒，病情延绵难以痊愈。如果孩子体内正气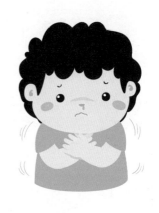充足，即使有外邪侵犯，人体也能抵抗，就不会受到感冒的困扰。

中医学认为，脾胃为后天之本、气血生化之源，孩子生长发育所需的营养大部分都源于脾胃消化食物所得的精微物质。一旦脾胃功能受损，就会影响气血生化，使气血不足，进而导致用于抵抗外邪的正气不足，人体抗病能力下降，孩子就容易感冒。此外，孩子感冒，多是外邪袭肺导致肺气失宣，肺病容易伤及脾脏，再加上孩子脾常不足，在这种脾胃虚弱的状态下，脾的运化功能得不到正常发挥，反过来又会影响到肺，使得肺虚，无力抵御外邪，这样不仅不利于疾病的痊愈，而且还可能让外邪更易入侵而染上肺病，如此恶性循环，使得感冒缠绵不愈或反复发作。因此，孩子经常感冒，或感冒后难以痊愈，大多与脾虚有关。

## 感冒虽小，但不能随意用药

感冒是很常见的儿科疾病，但孩子的抗病能力较差，感冒极易转换成肺炎，因此孩子得了感冒要尽早治疗。不少家长认为感冒是小病，自行用点感冒药就能见效。其实不然，在临床上，中医学将小儿感冒分为风寒感冒、风热感冒、暑湿感冒和时行感冒，不同的感冒类型，调理方法也不同。

| 病症类型 | 症状表现 | 症候分析 |
| --- | --- | --- |
| 风寒感冒 | 恶寒、发热、无汗、头痛、流清涕、打喷嚏、咳嗽、口干、咽不红、舌偏淡、苔薄白、脉浮紧 | 肌表为寒邪所束，经气不得宣畅，故发热无汗，恶寒头痛；风邪犯肺，肺气失宣，故喉痒，喷嚏咳嗽；苔薄白，脉浮紧。为风寒征象 |
| 风热感冒 | 发热重、恶风、微微有汗、头痛、鼻塞、鼻流黄涕、打喷嚏、咳嗽、痰黄且黏、咽红或肿、口干而渴、舌质红、苔薄白或黄、脉浮数 | 风热外袭，肺卫不利。感受风热或寒从热化，腠理开泄，发热重而有汗出；风热上乘，肺气失宣，故咳嗽流涕，痰黏，咽红或肿；热易伤津，口干而渴；舌红苔薄黄，脉浮数皆为风热征象 |
| 暑湿感冒 | 发热无汗、头痛鼻塞、身重困倦、咳嗽不剧、胸闷泛恶、食欲不振、呕吐泄泻、舌质红、苔黄腻、脉浮数 | 暑邪外袭，卫表失宣则见高热、无汗；湿遏肌表则身重困倦；暑湿困于中焦，故胸闷泛恶，食欲不振，或呕吐泄泻；舌红苔腻为暑湿之征象 |
| 时行感冒 | 全身症状较重、壮热嗜睡、汗出热不解、目赤咽红、肌肉酸痛、恶心呕吐，或见疹点散布、舌红苔黄、脉浮数 | 疫毒袭表，故壮热嗜睡，肌肉酸痛；上焦热炽，故目赤咽红；邪伏中焦，故恶心呕吐；舌红苔黄、脉浮数均为热盛之征象 |

# 孩子感冒不可怕，呵护到位好得快

孩子得了感冒以后，食欲会受影响，身体乏力，精神状态也不太好。如果家长在饮食和生活方面精心照顾，则有利于孩子身体的恢复。

## ● 饮食宜清淡、易消化

孩子感冒期间，食欲会下降，消化功能也会减弱，患病期间的饮食应以清淡、易消化为主。家长可以给孩子准备一些易消化且营养丰富的食物，如豆腐、鱼、鸡蛋、酸奶、胡萝卜等，有助于增强抵抗力。因生病期间消化系统功能减弱，还可以为孩子准备一些流质或半流质食物，如各种菜粥、米粥、面条、营养汤羹等。

## ● 家长不能强迫孩子进食

因脾胃虚弱和感冒的不适，很多孩子可能会表现出胃口不好，不愿意进食的现象。此时，家长应充分尊重孩子的意愿，不强迫孩子进食。此时若强迫孩子进食，不但会导致孩子的情绪更差，还可能伤害脾胃。孩子感冒期间，即使二十四小时没进食也不要强求，孩子会根据身体的反应吃东西，一旦疾病康复，他的食欲自然也会逐渐上涨。

## ● 多吃点蔬菜、水果

新鲜蔬菜、水果不仅富含多种维生素、矿物质，还含有较丰富的水分。孩子感冒期间适量补充维生素C，不仅可以增强身体抗病毒能力，还有助于增强免疫力；补充维生素A，则有助于呼吸道黏膜的修复，缓解感冒的不

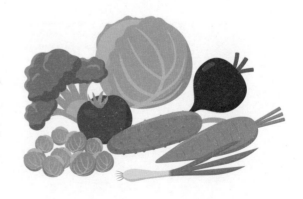

适症状。

### ● 适当补充水分

孩子感冒时一般表现为鼻塞、流鼻涕、咳嗽等症状，摄入足量的水分，尤其是一些温热的流质（如温开水等），有助于稀释痰液等分泌物，并有舒缓呼吸道黏膜的作用，从而减轻咳嗽的症状。如果孩子出现发热、呼吸增快的症状会增加体内水分的消耗，也要适当多给孩子补充水分。

### ● 让孩子多休息

一般来说，感冒后不论服药与否，其症状都会持续7天左右，且目前尚无治疗感冒的特效药物。因此，感冒期间好好休息，减少消耗，才能增强机体抵抗力，以利康复。

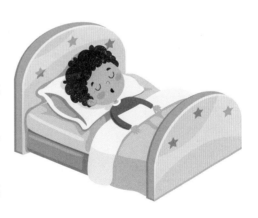

家长还应多开窗通风，保持居室内空气清新，温度、湿度适宜。感冒期间不宜带孩子去空气污浊或人员密集的地方。

有些家长认为，感冒期间应加强锻炼，促进新陈代谢，增强体质，有助于身体的恢复。但要注意，运动应把握好度，不可使身体疲劳，这样才能起到增强体质的效果。

## 防治感冒，推拿六穴效果佳

对于感冒，推拿是一种不错的物理治疗方法，当孩子鼻塞、发热、头痛时，推拿能有效缓解这些症状，无须打针、吃药就能促进身体恢复。平时给孩子做推拿保健，可增强脏腑功能，提高抗病能力，预防感冒。

● **基础取穴**

**开天门**

穴位定位：位于两眉中间（印堂）至
前发际，呈一条直线。

推拿方法：家长用双手拇指指腹交替
推摩孩子的天门穴，从两眉中间往上推至
前发际处。推150～300次。

功效主治：发汗解表、开窍醒神，主
治感冒、头痛、惊风等病症。

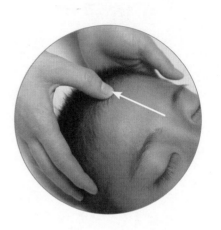

**推坎宫**

穴位定位：自眉心起沿眉向眉梢，呈一条直线。

推拿方法：家长用双手拇指指腹快速从孩子的眉心推至眉梢，称为分推
坎宫穴，力度适中，手法连贯。推150～300次。

功效主治：发汗解表、止头痛，常用于治疗小儿头痛、惊厥、发热、眼痛等
病症。

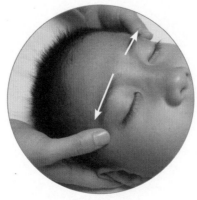

### 清天河水

穴位定位：前臂内侧的正中，呈一条直线，从腕横纹到肘横纹的位置。

推拿方法：家长用食指、中指两指指腹沿着孩子的前臂正中，自腕部推至肘部，力度适中。推300～500次。

功效主治：清热凉血、利尿除烦，常用于治疗小儿发热、阴虚内热的情况。

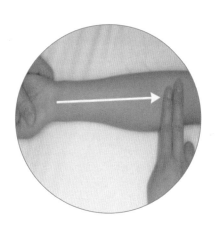

### 揉一窝风

穴位定位：位于手背腕横纹正中凹陷处。

推拿方法：家长用一只手托住孩子的手掌，另一只手用拇指指腹揉按孩子的一窝风穴。揉50～100次。

功效主治：温中行气、疏风解表，主治腹痛、肠鸣、胃痛、泄泻、消化不良、伤风感冒等病症。

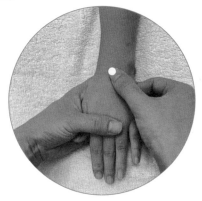

**推三关**

**穴位定位**：位于前臂桡侧缘，自腕横纹至肘横纹，呈一条直线。

**推拿方法**：家长将食指和中指并拢，用两指指腹沿着孩子的前臂桡侧缘，自腕部推向肘部。推300～500次。

**功效主治**：温阳散寒、发汗解表、益气活血，常用于治疗四肢无力、气虚血弱、风寒感冒、咳嗽等病症。

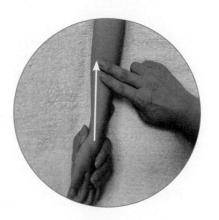

**推肺经**

**穴位定位**：无名指末节螺纹面。

**推拿方法**：家长用食指指腹自孩子无名指指尖向指根方向直推，力度适中，以有酸胀感为宜。推100～300次。

**功效主治**：补中益气、宁心安神、补脾益肺，常用于治疗感冒、发热、咳喘、肺炎、自汗、盗汗、便结等病症。

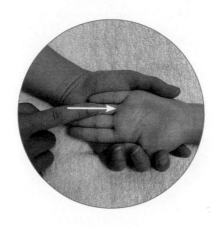

● **随症配穴**

风寒感冒，加内劳宫、合谷

**运内劳宫**

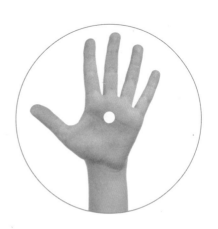

**穴位定位**：位于手掌掌心处，握拳时中指指尖所指处。

**推拿方法**：家长用一只手固定孩子的手，用另一只手的拇指指腹按压在孩子的内劳宫穴上，以顺时针的方向按揉，力度适中，手法连贯，以有酸胀感为宜。常规按揉100～300次。

**功效主治**：清热除烦、泻心火，常用于治疗小儿口疮、发热、惊恐、感冒等病症。

**掐揉合谷**

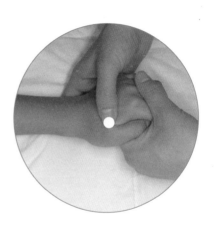

**穴位定位**：位于手背，在第1、第2掌骨间，第2掌骨桡侧的中点。

**推拿方法**：家长用一只手握住孩子的手，使其手掌侧置，桡侧在上，用另一只手的拇指指端掐揉孩子的合谷穴，力度由轻至重，手法连贯，以有酸胀感为宜。掐2～3分钟。

**功效主治**：镇静止痛、通经活络，多用于治疗小儿外感头痛、头晕、耳鸣、鼻炎、扁桃体炎等病症。

## 风热感冒，加曲池、大椎

### 按揉曲池

**穴位定位**：位于肘横纹外侧端，屈肘，当尺泽穴与肱骨外上髁连线的中点。

**推拿方法**：家长将拇指指腹按压在孩子的曲池穴上，以顺时针的方向揉按，力度适中，手法连贯，以有酸胀感为宜。推100次。

**功效主治**：解表退热，可用于治疗小儿风热感冒、咽喉肿痛、抽搐、咳喘等病症。

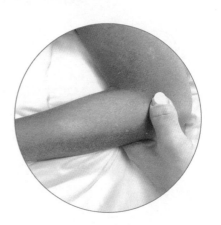

### 按揉大椎

**穴位定位**：位于后正中线上，第7颈椎棘突下凹陷处。

**推拿方法**：家长用中指指端按揉孩子的大椎穴。按揉50～100次。

**功效主治**：清热解表，常用于治疗小儿发热、咳嗽、感冒、落枕及小儿麻痹后遗症等病症。

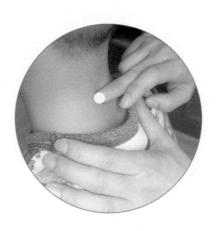

# 孩子反复咳嗽，**脾肺同治好得快**

很多孩子一到秋冬季节就开始咳嗽，吃药打针也仅能暂时缓解症状，无法根除，过几天又会再犯，家长们又心疼又着急。其实孩子反复咳嗽，不只是肺的问题，还常与孩子脾胃不好、脾虚有关。家长们是否想过这个问题：也许孩子并不是感冒，而是脾胃出了问题！

## 咳嗽只是一种症状，别着急止咳

咳嗽是临床上最常见的症状之一，几乎所有的人都有过咳嗽的经历，小儿咳嗽更是常常令家长焦虑不安。有的家长一听到孩子咳嗽就以为是感冒；有的家长习惯孩子一咳嗽，就给孩子吃止咳药或者镇咳药；有的家长认为，孩子咳嗽时间长了会咳成肺炎，所以只要孩子咳嗽，马上就想给孩子打消炎针、吃抗生素。那是不是孩子一咳嗽家长就该想办法止咳呢？

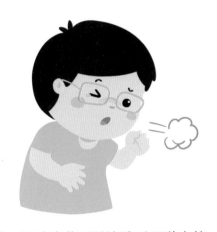

其实，咳嗽是呼吸道的一种保护机制，通过咳嗽可以清除呼吸道内的分泌物及异物，防止异物被吸入下呼吸道。当呼吸道受到病菌侵袭或吸入异物、分泌物时，为了排除这些刺激，机体会自发地出现咳嗽的症状。呼吸系统表面的黏膜上布满了分泌腺和细小绒毛，当呼吸道黏膜受到刺激，分泌腺会相应增加分泌物，同时呼吸道黏膜上的绒毛加速摆动，使分泌物排出肺部。在绒毛摆动的过程中，呼吸加速，气流快速喷出，咳嗽就产生了。由此可见，咳嗽其实是为了帮助人体消除呼吸道刺激因子、抵御外界的侵袭。此时，如果家长给孩子服用止咳药，强行抑制咳嗽，气管内的异物排不出来，反而会诱发更严重的疾病。因此，当孩子咳嗽时，家长不要惊慌，如果只是偶尔咳嗽、无异常情况，则不需要做特别的处理；如果孩子咳嗽频繁，严重影响日常的生活和休息，或咳嗽时间比较长，或伴有其他病症，家长应该带孩子去医院，找出病因，针对病因进行治疗和调理。

## 家长课堂

### 咳嗽太久会咳出肺炎？

孩子一咳嗽，家长就揪心，急忙寻求止咳方法，担心孩子咳嗽太久会咳出肺炎。实际上，这是一个误区。

为什么很多家长认为咳嗽会咳出肺炎呢？因为肺炎多半是由上呼吸道感染向下发展而引起的，而上呼吸道感染常常会伴有咳嗽。当上呼吸道感染1~2周仍未好转，且咳嗽明显加重时，有可能发展为支气管炎甚至肺炎，这个演变过程就给家长造成一种错觉，好像是咳嗽引起了肺炎。其实并非如此，孩子一旦患了肺炎，咳嗽会明显加重，常伴有发热、喘息、气促、呼吸困难、精神状态不佳等典型症状。也就是说，肺炎会导致咳嗽，但肺炎并不是咳嗽咳出来的，而是感冒咳嗽一段时间才会发展成肺炎，这个时间需要1~2周，不会一感冒咳嗽就能咳出肺炎。

## 肺气虚弱、脾气不足，会导致咳嗽

很多家长心中可能有疑问：孩子咳嗽不是肺部或支气管的问题吗？为什么会跟脾胃有关呢？

　　《黄帝内经》中记载："五脏六腑皆令人咳，非独肺也。"可见，不只是外邪直接侵犯肺会引起咳嗽，其他脏腑疾病也会影响肺脏，造成咳嗽。如饮食不当、脾失健运、水湿内停、正气不足等也会导致咳嗽。但这些归根结底都与脾胃虚弱有关。

　　这是因为脾与肺关系密切，在五行中，脾属土，肺属金，脾肺为母子关系，往往相互影响。而脾与胃经脉相通，肺部的津气盛衰、功能强弱与脾胃功能的强弱密切相关。如果脾胃虚弱，则常常会出现运化无力、脾失健运、气血生化不足等症状，从而导致体内津液不能上输于肺，或者停滞于体内，加之正气亏虚，肺部受到影响，不能正常运行。孩子本身肺脏就娇弱，出现肺气虚弱、肺气不足就会使痰液滋生，很容易引起咳嗽。

　　由此可见，当孩子咳嗽时，家长要找到病因，脾肺同治，强健脾胃功能，提高孩子自身抗病能力，这样才能从根本上解决孩子咳嗽的问题。

## 咳嗽分清寒和热，对应调理效果好

　　中医学认为，孩子因感受外邪或脏腑功能失调，影响肺的宣肃功能，造成肺气上逆而作咳。内在病因是孩子脾虚而生痰，往上储存在肺部，导致肺气下降和清肃呼吸道的功能失调，引发咳嗽；或因先天不足，身体比较虚弱，若感受外邪，进一步耗伤气血，发展为咳嗽。外在病因是由风、寒、燥、湿、热等外邪导致肺失宣发肃降，气道不利，肺气上逆而发病。但

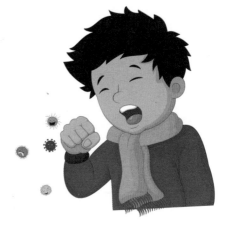

其中，风邪为六邪之首，风邪容易与寒、湿、燥、热等其他外邪一起侵袭人体，相合为病，其中尤以风邪挟寒、挟热居多。因此，治疗咳嗽也要辨明寒热，再对应调养。

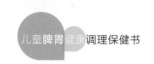

| 病症类型 | 症候分析 | 调理重点 |
|---|---|---|
| 风寒咳嗽 | 咳嗽频作，咽痒声重，痰白清稀，鼻塞流涕，恶寒少汗，或有发热头痛，全身酸痛，舌苔薄白，脉浮紧，指纹浮红 | 治疗应以辛温散寒、止咳化痰为主 |
| 风热咳嗽 | 咳嗽不爽，痰黄黏稠，不易咳出，口渴咽痛，鼻流浊涕，伴有发热头痛，恶风，微汗出，舌质红，苔薄黄，脉浮数，指纹红紫 | 治疗宜坚持疏风清热、宣肺化痰的原则 |

## 脾为生痰之源，祛痰止咳要健脾

在大家的认知里，可能觉得痰是由肺生成的，因为它是从肺里咳出来的，但中医学对此有不同的看法。中医学认为："脾为生痰之源，肺为贮痰之器。"脾居中焦，为阴土，主运化水谷精微，而胃主受纳水谷，脾主升清，胃主降浊。若因饮食不当，或外感六淫，而损伤了脾胃功能，导致脾失健运、运化无力，水液运化输布失常，水湿停留在体内，就会凝而为痰，痰浊上渍于肺，从而导致咳嗽。

由此可见，肺病停痰，痰浊阻肺，不单纯是肺本身的病变，更多是因脾气虚不能运化水湿，水湿停聚于肺而发病。因此，要想孩子停止咳嗽，不仅要宣肺化痰、止咳平喘，助痰液排出体外，还应补益脾气，增强脾运化水湿的功能。水湿得以运化，就可以断绝生痰的根本源头。

## 饮食健脾止咳嗽

脾胃是否健运与饮食有很大关系，要想帮孩子止咳、强化脾胃功能，家长需要关注孩子的日常饮食，通过饮食调理，为孩子撑起健康的保护伞。而且，在孩子咳嗽期间注意饮食调养，也能起到辅助治疗的效果。

### ● 多吃清淡、稀软的食物

孩子的日常饮食，尤其是生病期间的饮食，一定要少油、少糖、少盐，要清淡。稀软食物易于咀嚼，也易于消化吸收，既可满足孩子生病时的热能消耗和体能代谢之需，又有利于肠胃功能的正常发挥。粥、羹汤、面条、糊类食物都是不错的选择，而且这些食物都比较温热，对养护脾胃十分有利，适合孩子生病期间食用。

### ● 咳嗽期间多给孩子吃健脾祛湿且易消化的食物

如果孩子是由痰湿蕴藏肺部导致的咳嗽，家长可以给孩子食用一些健脾化湿的食物，如薏米、山药、冬瓜等，以增强脾的运化功能，消除水湿，缓解咳嗽。

### ● 忌寒凉食物

孩子咳嗽多会伴有痰，痰的多少跟脾有关。脾是后天之本，主管人体的饮食消化与吸收，若进食寒凉食物过多，就会伤及脾胃，造成脾的运化功能下降，水湿停留体内，聚湿生痰，因此孩子咳嗽期间不宜吃性质寒凉的食物。寒凉食物通常分为两种，一种是螃蟹、蛤蜊等性寒凉的食物，一种是冷饮、冰冻食物等温度过低的食物。这些食物的摄入均会引起肺气闭塞、不宣或上逆等，加重咳嗽且伤及脾胃，从而导致孩子久咳不愈，咳嗽反复发作。

### ● 甜酸、油腻食物不宜吃

酸食易敛痰，导致痰不易咳出，从而导致病情加重，咳嗽难愈。甜食会刺激咽喉，导致咽喉部位的分泌物增多，还会助热，导致痰液黏稠，阻塞呼吸道，从而加重咳嗽症状。很多孩子喜欢吃甜食，咳嗽期间家长一定要做好监督工作，否则容易导致孩子久咳不愈。

孩子咳嗽时肠胃功能比较薄弱，食用油腻食物会加重肠胃负担，且助湿助热，滋生痰液，使咳嗽难以痊愈。

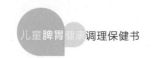

## ● 5 种止咳特效食物

我国早在古代就有"药食同源"的理论，历代医家利用食物食性平和、易得、经济实惠、安全的优点，用食物代替药物，无病预防，有病控制、缓解症状，减轻痛苦，达到防治疾病、调和气血、平衡阴阳的目的。如果孩子咳嗽，家长也可以选择具有镇咳、化痰、润肺等功效的食物给孩子食用，以缓解咳嗽带来的不适症状，有利于其恢复健康。

**雪梨** > 雪梨具有生津止渴、化痰止咳、润肺等功效，尤其适宜咳嗽、痰稠或无痰、咽喉发痒、干疼者。与冰糖同用，能有效改善因肺热引起的咳嗽、黄痰、咽干、消化能力减弱等症状。

**枇杷** > 枇杷具有润肺止咳、止渴和胃、利尿清热等功效，可用于治疗肺痨咳嗽、胸闷多痰等症状。枇杷常用于改善肺热咳嗽、风热咳嗽、肺虚久咳等病症。

**银耳** > 银耳味甘，性平，归肺、胃、大肠经，具有益胃补气、和血、生津、润肺等功效，可用于治疗肺热咳嗽、肺燥干咳等病症。银耳的药性作用缓慢，需久食才有效。

**白萝卜** > 白萝卜味甘、辛，性凉，归肺、胃、大肠经，具有清热生津、凉血止血、下气宽中、消食化滞、开胃健脾、顺气化痰的功效，主要用于治疗腹胀停食、腹痛、咳嗽、痰多等症状。

**马蹄** > 马蹄性寒，味甘，具有温中益气、清热开胃、消食化痰等功效，可用于阴虚肺燥、咳嗽多痰等症状的治疗。

## ● 止咳食疗方

### 银耳雪梨白萝卜甜汤

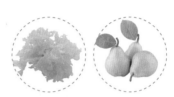

**材料：** 水发银耳100克，雪梨80克，白萝卜150克，冰糖20克。

**做法：**

1.雪梨去皮去核，切成小块；白萝卜去皮，切成小块；水发银耳切去黄色根部，再切成小块。

2.砂锅中注入适量清水烧开，放入切好的白萝卜、雪梨、水发银耳，盖上锅盖，大火煮开后用小火炖30分钟。

3.揭开锅盖，放入冰糖，搅拌均匀，继续煮5分钟即可。

**功效：** 消食理气，润肺清燥，止咳化痰。

### 白萝卜稀粥

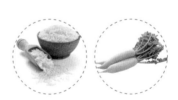

**材料：** 白萝卜120克，大米50克。

**做法：**

1.白萝卜洗净去皮，切成小块，放入榨汁机，加入少许温水，榨成萝卜汁后，倒入小碗待用。

2.大米提前浸泡30分钟后，放入搅拌机中搅碎。

3.取砂锅，注入适量清水放入米碎煮开，加入白萝卜汁，边煮边搅拌，煮15分钟左右至米碎熟烂即可。

**功效：** 清热化痰，止咳平喘。

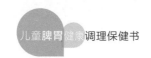

## 雪梨枇杷汁

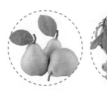

**材料：**雪梨300克，枇杷60克，冰糖10克。

**做法：**

1.洗净的枇杷去皮、切去头尾，把果肉切成小块；雪梨去皮去核，切成小块。

2.将冰糖放入矿泉水中，搅拌至溶化。

3.取榨汁机，倒入切好的雪梨和枇杷，注入冰糖水，榨取果汁即可。

**功效：**润肺化痰，止咳平喘。

## 甘草茶

**材料：**甘草10克，冰糖20克。

**做法：**砂锅中注入适量清水烧开，放入备好的甘草、冰糖，拌匀，盖上锅盖，煮开后用小火煮20分钟，至药材析出有效成分即可。

**功效：**润肺止咳，清热解毒。

# 孩子咳嗽难愈，日常护理很重要

孩子咳嗽，日常护理很关键。护理得好，能减轻疾病带来的痛苦，控制病情的发展，并帮助止咳。

## ● 要保持室内空气新鲜

污浊的空气会对呼吸道黏膜造成不良刺激，加重咳嗽，严重的可引起窒息。因此，家长要保持室内空气新鲜，做好室内清洁，定时开窗通风，尤其是孩子的起居室。天气晴好、孩子精神好的时候，可以多带孩子到公园、植物园、郊外等空气质量较好的户外活动，既能让孩子呼吸到新鲜空气，又能放松心情，有利于病情的恢复。

## ● 室内湿度要适宜

如果孩子所处的环境比较干燥，会不利于痰液的咳出。而且干燥空气中的细小颗粒容易进入孩子的咽喉和气管，进而引起咽喉发炎和气管不适，加重咳嗽。因此，家长要注意室内湿度的调节。一般来说，室内相对湿度55％较为适宜。天气干燥时可以使用加湿器来增加湿度，也可以在地上放一盆水。

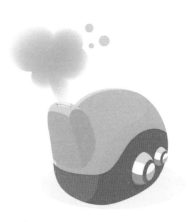

## ● 咳嗽有痰时，帮助孩子排痰

痰液里含有很多蛋白质成分，比较黏稠，如果没有及时排出，呼吸时带入的细菌就会附着在痰液上，痰液就成了很好的细菌培养基地，会快速繁殖起来，导致孩子受到双重感染。因此，如果孩子咳嗽有痰，家长可以采用一些物理办法帮助其排痰。

| **利用蒸汽稀释痰液** | 增加呼吸道内的水分，可以使黏稠的痰液得到稀释，这样痰能更轻松地排出。家长可以将沸水倒入杯中，待水温降至60℃左右，让孩子将口鼻对准杯口，吸入蒸汽，这有助于稀释痰液。 |

| **帮孩子拍背排痰** | 孩子咳嗽时，由于力度不够，很难将呼吸道内的痰液咳出。家长可采用正确的姿势和手法给孩子拍痰，通过重力和震动，使积在气管壁上的痰液松脱，使痰液更容易咳出。 |

**具体做法：** 让孩子趴在家长的腿上（必要时腹部可以垫上枕头作为支撑），呈头低臀高状，身体与家长的腿呈15°～20°。孩子将头侧向一边，家长用一只手托住孩子的颈胸部，另一只手的手指自然并拢，手掌弓成杯状，掌面向下，用空掌轻轻拍孩子的背部。叩拍的方向为由下而上，由两侧往中间，注意不能拍脊椎及腰部。拍时要有一定的力度，利用腕力快速而有节奏地叩击背部，但不能用力过猛。拍背排痰一般要持续5～10分钟，每天可以拍3～4次。

## ● 多补充水分

孩子咳嗽有痰时，如果体内缺水，痰液就会变得黏稠而不易咳出，此时建议多给孩子喝点温开水，这样能够有效地稀释咽喉部的痰液，有利于痰液随着咳嗽动作排出。同时温开水能加快新陈代谢，可以促进肠胃蠕动，利尿，加速体内毒素排出体外，对身体健康有利。

## ● 夜间咳嗽加剧，垫高背部来缓解

有些家长发现，孩子白天不怎么咳，一到晚上就咳个不停，连觉都睡不了。晚上没有休息好，对孩子的康复很不利。这时，家长不妨试试将孩子的背部垫高，这样有利于缓解咳嗽的症状。

因为当孩子平躺时，鼻腔内的分泌物很容易流到喉咙下面，引起咽喉干痒，使得孩子夜间咳嗽加重，将孩子上半身抬起后，可减少分泌物向头部流动。家长可以用枕头或毛毯做成一个倾斜度为20°～30°的平面，将孩子的头部、颈部、背部从高到低同时垫高，形成一个从头到背的斜坡，让孩子以此种方式入睡。如果孩子的呼吸道有痰液，建议采用侧卧位，因此上半身垫高后还要经常帮孩子调换睡姿，最好左右侧轮换着睡，这将有利于痰液的排出。

咳嗽的孩子喝奶后不宜马上躺下睡觉，以防止咳嗽引起吐奶和误吸。如果出现误吸和呛咳，家长应立即将孩子取头低脚高位，轻拍背部，鼓励孩子咳嗽，通过咳嗽将吸入物咳出。

### 咳嗽期间不宜剧烈运动

孩子咳嗽期间，可以通过适当的运动来增强体质，有利于身体康复，但注意要选择一些运动量小的项目，如散步、慢跑等，一定要控制好时间，避免长时间运动导致身体疲惫，加重咳嗽。

在孩子咳嗽等症状尚未痊愈时，不宜进行剧烈运动。孩子咳嗽期间，机体处于一个高能量消耗的状态，免疫力也比较低，而剧烈运动需要消耗较多能量，出汗也较多，若在此情况下进行剧烈运动，可能会加重病情。同时在剧烈运动时，全身需氧量增加，可能会出现呼吸加快的情况，进而诱发支气管痉挛，再次导致咳嗽症状加重。

天气比较好的时候，可以带孩子到空气清新的户外散步、晒太阳，但要避免剧烈运动，同时还要注意保暖，这样才能有效帮助孩子更好地恢复健康。

## 巧用推拿来止咳

小儿推拿是中医外治法之一，是利用特定穴位预防和治疗小儿常见疾病的方法，具有扶正祛邪、疏通经络、平衡阴阳、防病保健等作用。孩子咳嗽时，家长不妨为孩子选准穴位，进行推拿，这能有效缓解咳嗽症状。

### 按揉风池

**穴位定位：** 位于项部，当枕骨之下，与风府穴相平，胸锁乳突肌与斜方肌上端之间的凹陷处。

**推拿方法：** 家长用双手拇指指腹旋转按揉孩子的风池穴，力度适中，手法连贯，以有酸胀感为宜。按揉2~3分钟。

**功效主治：** 发汗解表、祛风散寒，主治小儿感冒、头痛、发热、颈项强痛等病症。

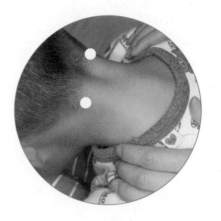

### 揉按风府

**穴位定位：** 位于项部，当后发际正中直上1寸，枕外隆凸直下，两侧斜方肌凹陷中点。

**推拿方法：** 家长用一只手固定孩子头部，另一只手拇指指腹匀速回旋按揉孩子的风府穴，力度适中，以有酸胀感为宜。按揉2~3分钟。

**功效主治：** 疏散风邪、醒神清脑、息风开窍，常用于治疗小儿头痛、鼻塞、发热、流涕、咽喉肿痛等病症。

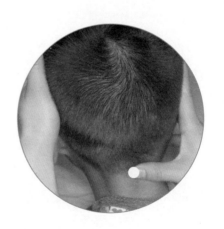

**分推膻中**

穴位定位：位于胸部，当前正中线上，平第四肋间，两乳头连线的中点。

推拿方法：家长用双手中指指腹从孩子的膻中穴向两边分推至乳头处，力度适中，以皮肤微微发热为宜。推200～300次。

功效主治：宽胸理气、生津增液，主治咳嗽、气喘、胸闷、胸痛、心痛、心悸、呼吸困难、噎膈、呃逆等病症。

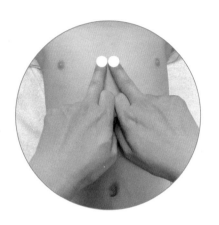

**掐揉合谷**

穴位定位：位于手背，在第1、第2掌骨间，第2掌骨桡侧的中点处。

推拿方法：家长用一只手握住孩子的手，使其手掌侧置，桡侧在上，用另一只手拇指的指端掐揉孩子的合谷穴，力度由轻至重，手法连贯，以有酸胀感为宜。掐揉2～3分钟。

功效主治：镇静止痛、疏通经络，对小儿外感头痛、腹痛、咽喉痛、耳鸣、鼻炎、扁桃体炎等病症有效。

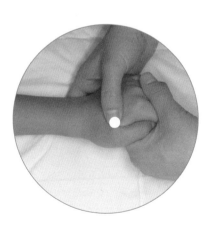

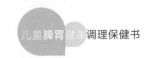

**推肺经**

穴位定位：无名指末节螺纹面。

推拿方法：家长用食指指腹自孩子的无名指指尖向指根方向直推，力度适中，以有酸胀感为宜。推100～300次。

功效主治：宣肺清热、化痰止咳，常用于治疗感冒、发热、咳喘、肺炎、自汗、盗汗、便结等病症。

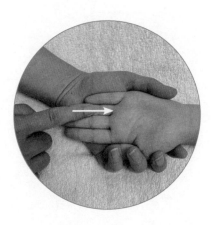

**点按涌泉**

穴位定位：位于足底部，蜷足时凹陷处，足底第2、第3跖趾缝纹头端与足跟连线的前1/3与后2/3交点上。

推拿方法：家长用一只手固定孩子的脚，用另一只手拇指指腹点按孩子的涌泉穴，力度适中，手法连贯，以有酸胀感为宜。点按50～100次。

功效主治：退热除烦，主治发热、呕吐、腹泻、便秘、头痛、惊风等病症。

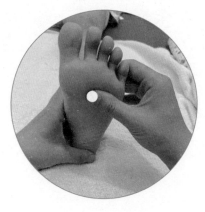